DR. TORSTEN PFITZER | MARION LECHNER

OSTEOPATHIE IN DER BOX

Bibliografische Information der Deutschen Nationalbibliothek
Die Deutsche Nationalbibliothek verzeichnet diese Publikation in der Deutschen Nationalbibliografie. Detaillierte bibliografische Daten sind im Internet über http://d-nb.de abrufbar.

Für Fragen und Anregungen
info@rivaverlag.de

Wichtige Hinweise
Dieses Produkt ist für Lernzwecke gedacht. Es stellt keinen Ersatz für eine individuelle medizinische Beratung dar und sollte auch nicht als solcher benutzt werden. Wenn Sie medizinischen Rat einholen wollen, konsultieren Sie bitte einen qualifizierten Arzt. Der Verlag und die Autoren haften für keine nachteiligen Auswirkungen, die in einem direkten oder indirekten Zusammenhang mit den Informationen stehen, die in diesem Buch enthalten sind.

Ausschließlich zum Zweck der besseren Lesbarkeit wurde auf eine genderspezifische Schreibweise sowie eine Mehrfachbezeichnung verzichtet. Alle personenbezogenen Bezeichnungen sind somit geschlechtsneutral zu verstehen.

Originalausgabe
1. Auflage 2022

Türkenstraße 89
80799 München
Tel.: 089 651285-0
Fax: 089 652096

Redaktion: Melanie Schölzke
Umschlaggestaltung: Manuela Amode
Umschlagabbildung: Nils Schwarz, Illustration: Martha Kosthorst
Alle Fotos im Innenteil von Nils Schwarz außer:Shutterstock: SciePro: 48; adike: 51; Alila Medical Media: 55, 82; Vasilisa Tsoy: 64; Peter Hermes Furian: 65; medicalstocks: 68, 69, 77, 87
Model: Annika Vossen
Layout: Katja Muggli, www.katjamuggli.de
Satz: feschart print- und webdesign, Michaela Röhler, Leopoldshöhe
Printed in China

ISBN: 978-3-7423-2166-4

Weitere Informationen zum Verlag finden Sie unter
www.rivaverlag.de
Beachten Sie auch unsere weiteren Verlage unter www.m-vg.de

Dr. Torsten Pfitzer | Marion Lechner

Osteopathie in der Box

Beschwerden und Schmerzen in Nacken, Rücken und Gelenken effektiv selbst behandeln

riva

Inhalt

Vorwort

In unseren Osteopathiepraxen in München behandeln wir nicht nur Rücken- und Kopfschmerzen sowie andere körperliche Leiden, sondern versuchen die Ganzheit der Beschwerden unserer Patienten zu verstehen. Wir, das sind Dr. rer. nat. Torsten Pfitzer und Marion Lechner. Wir beide haben als Autorenteam aus unserer langjährigen Berufserfahrung heraus dieses Kartenset mit Begleitbuch konzipiert. Denn oft haben wir gesehen – und sehen es immer wieder –, wie in der Medizin und auch in der Physiotherapie Menschen nur in einzelnen Bereichen betrachtet und isoliert behandelt werden. Dort, wo die Patienten Schmerzen empfinden oder wo durch bildgebende Verfahren Anomalitäten wie ein Bandscheibenvorfall lokalisiert wurden, liegt das Augenmerk, und derart werden Tausende verschiedene Krankheiten kategorisiert. Die Patienten werden in unterschiedliche Schubladen gesteckt und alles wird getrennt voneinander behandelt, anstatt dass jeder Mensch als eine in sich interagierende Einheit wahrgenommen wird. Gesundheit aber entsteht, wenn diese Einheit des Menschen wieder in Regulation gebracht wird. Leider unterstützt und vergütet das »Gesundheitssystem« nicht die Zeit, die eigentlichen Ursachen von Beschwerden zu suchen. Entsprechend schwierig ist es, Ärzte zu finden, die sich dessen annehmen.

Die eigentlichen Ursachen von Beschwerden zu finden ist durchaus nicht immer so einfach, denn meist beeinflussen viele alltägliche Gewohnheitsmuster deren Entstehung: Körperhaltung, Bewegung, Ernährung und die psychoemotionalen sowie sozialen Situationen spielen eine bedeutende Rolle – insgesamt die Lebensweise überhaupt. All diese beeinflussenden Faktoren von außen muss man bedenken. Neben diesen ist es aber auch grundlegend wichtig, im Körper selbst alle Bereiche zu erfassen, die ursächlich für die Beschwerden sind und die der Körper zum Ausgleich seines Problems aufbaut. Genau darum geht es uns in diesem Buch zur osteopathischen Selbstbehandlung, Schritt für Schritt werden wir Sie auf diesem Weg begleiten.

Wichtige Schlüsselprobleme, die wir Osteopathen bei fast allen Patienten feststellen, sind eine Beckenfehlstellung, gekoppelt mit craniosacralen Dysfunktionen. Das bedeutet, es liegen Fehlspannungen auf den Hirnhäuten vor, wodurch die Schädelknochen in ihrer natürlichen Bewegung blockiert und Teile der Nervenausgänge aus dem Schädel und der Wirbelsäule verengt sind. Dies kann weitreichende Folgen haben.

Oft treten muskuläre Verspannungen in Nacken, Schulter, Rücken, Hüfte oder Beinen auf. Doch auch nervlich oder über Faszienzüge bedingte Organbeschwerden wie Herzrhythmusstörungen sowie Verdauungs- und Atemprobleme oder Migräne sind nur einige der häufigen Leiden. Die Liste könnte hier tatsächlich nahezu endlos fortgesetzt werden. Auch alle Beschwerdebilder, die Sie im Kartenset finden werden, haben mit den oben genannten beiden Schlüsselstellen zu tun oder sind sogar auf diese zurückzuführen. Deswegen unser Rat: Machen Sie die Übungen des craniosacralen Basisprogramms und die zum Becken, auch wenn Sie beispielsweise Schulterbeschwerden haben. Denn die Muskulatur, in diesem Fall die der Schulter, kann immer nur so gut funktionieren, wie dies die versorgenden Nerven tun, die aus der Wirbelsäule austreten.

Leider ist es nicht immer möglich, die Zusammenhänge Ihrer individuellen Probleme mithilfe dieses Ratgebers komplett zu erfassen. Das kann mit diesem Kartenset nicht geleistet werden – leider, da jeder Mensch eine eigene Leidensgeschichte hat und auch danach behandelt werden sollte. Jedem, der seine Probleme noch besser verstehen möchte, raten wir aus diesem Grund, eine ganzheitliche Diagnostik bei einem Osteopathen oder anderen Spezialisten durchführen zu lassen.

Ein zuverlässiges Zeichen, dass bei Ihrer Behandlung bis jetzt ursächliche Faktoren übersehen wurden, ist, wenn Beschwerden immer wiederkehren oder anhalten, obwohl Sie schon etwas für die Heilung tun. Natürlich kann es auch sein, dass bestimmte Fehlhaltungen oder Fehlbelastungen Sie immer wieder zurückwerfen, auch Störfelder in anderen Körperregionen können die (Selbst-)Behandlung untergraben, häufig sind diese im Zahn- und Kieferbereich zu verorten. Auch Lebensmittelunverträglichkeiten spielen oft eine Rolle. Aber auch all dieses gilt es zu verstehen und mit Übungen, Anpassungen der Lebensweise und eventuell weiteren Maßnahmen zu verändern. Letztlich gilt, dass es eine schnelle Lösung leider meist nicht gibt.

In unseren Praxen bekommt jeder Patient Übungen für zu Hause. Denn viele Körperbereiche, die ursächlich an Problemen beteiligt sind, benötigen häufigere Korrekturen, als dies über Osteopathen-Termine im zwei- oder dreiwöchigen Rhythmus der Fall ist. Dies gilt ebenso für Termine beim Physiotherapeuten, die Kurzeinheiten von 15 bis 20 Minuten umfassen. Viele unserer Patienten berichten, vorher nie Übungen bekommen zu haben, was für uns unverständlich ist. Jedoch scheint dies überwiegend der Realität zu entsprechen. Wie sieht es in Ihrem Fall aus?

All diese Erfahrungen haben uns dazu veranlasst, diesen Ratgeber als Hilfe zur Selbsthilfe zu schreiben. Auf diesem Weg hoffen wir, über unseren Praxisbetrieb hinausgehend Menschen bei der Linderung ihrer Beschwerden zu unterstützen. Es gibt so viele tolle und einfache Möglichkeiten, mit ein wenig Hintergrundwissen und den richtigen Übungen selbst etwas zu tun – entweder präventiv für die Gesundheit oder eben zur Heilung. Wir freuen uns, wenn wir Ihnen hier unter die Arme greifen können!

Anfangs ist es sinnvoll, Übungen häufiger zu machen, bis eine erste Besserung eingetreten ist. Danach reicht es oft, einmal in der Woche zu üben – auch damit die Beschwerden langfristig nicht wiederkommen. Seien Sie sich jedoch bitte bewusst, dass Sie im Alltag so gut wie jede Sekunde in gewisser Weise Übungen mit negativen Auswirkungen durchführen. Das viele Sitzen und einseitige, wiederkehrende Belastungen gehören etwa dazu. Gestalten Sie also Ihren Alltag und Ihre Bewegungen am besten abwechslungsreich und hören Sie nicht nach der ersten Linderung der Beschwerden gleich komplett wieder mit den Übungen auf. Dranbleiben führt zum Ziel.

Um Ihnen das zu erleichtern, haben wir exklusiv für Sie unter www.DrPfitzer.de/ofzh (ofzh = Osteopathie für zu Hause) eine kostenfreie Plattform eingerichtet. Sie können dort beispielsweise Vorlagen zum Eintragen Ihrer Testergebnisse und Ihres persönlichen Übungsplans sowie die Checkliste »Sieben Punkte, um den Schmerzteufelskreis zu durchbrechen« herunterladen und ausdrucken, finden Gutscheincodes, ergänzende Informationen und manche zusätzliche Übung, die den Rahmen dieses Buches gesprengt hätte. Nutzen Sie diese Online-Boni auch zum Besiegen des inneren Schweinehunds und erhalten Sie durch diese immer wieder frische Motivation zum regelmäßigen Üben.

Wir wünschen Ihnen viel Erfolg mit den für Ihr Beschwerdebild passenden Tests und Übungsabläufen aus diesem Kartenset!

Auf mögliche Nebenwirkungen möchten wir hinweisen: Häufig tritt der positive Nebeneffekt auf, dass Sie Ihren Körper genauer kennenlernen und sich Probleme bessern, an die Sie gar nicht gedacht hatten, als Sie dieses Kartenset kauften.

Ihr Dr. Torsten Pfitzer und Ihre Marion Lechner

»Es gibt tausend Krankheiten,
aber nur eine Gesundheit.«

Ludwig Börne

GRUNDLAGEN UND ZIELE DER OSTEOPATHIE

In der Osteopathie werden Bewegungseinschränkungen in Muskulatur, Gelenken, Organen und anderen Körpersystemen allein mit den Händen ertastet. Der amerikanische Arzt Dr. Andrew Taylor Still entwickelte diese Behandlungsform im 19. Jahrhundert und – damit verbunden – ein neues Verständnis von Gesundheit und Krankheit. Wie die grundlegenden Annahmen von Dr. Andrew Taylor Still die Osteopathie bis heute prägen, erfahren Sie in diesem Kapitel. Und Sie erhalten Einblick, wie dieses ganzheitliche Diagnose- und Therapiekonzept zur Behandlung vieler gesundheitlicher Störungen eingesetzt wird.

Das ist Osteopathie – ein Überblick

Das, was Dr. Andrew Taylor Still und seine Schüler grundlegend entwickelt haben, macht die Osteopathie bis heute aus: Durch eine gezielte, meist sanfte Behandlung versucht der Osteopath, die Funktionen der Körpersysteme zu verbessern. Gleichzeitig will er die Biomechanik und Statik optimieren sowie die Bewegung und Mobilität in den Strukturen wiederherstellen. Die Behandlung ist darauf ausgerichtet, die Selbstheilungskräfte des Patienten zu aktivieren. Daher kommt sie ganz ohne Medikamente aus. Die Philosophie der Osteopathie beruht auf den folgenden drei Säulen:

1. Der menschliche Körper ist eine Einheit aus Körper, Geist und Seele.
2. Struktur und Funktion beeinflussen sich in gegenseitiger Abhängigkeit.
3. Der Körper besitzt Selbstheilungskräfte.

Wenn man in der Osteopathie nun davon ausgeht, dass die verschiedenen Systeme, Strukturen und Funktionen des Körpers miteinander arbeiten und voneinander abhängig sind, so wird der Körper dabei in drei Systeme eingeteilt:

- **Das craniosacrale System**, das die Hirn- und Rückenmarkshäute, Schädelnähte und -knochen sowie das Kreuzbein umfasst.
- **Das viszerale System**, zu dem die inneren Organe wie Leber und Darm gezählt werden.
- **Das parietale System,** zu dem Knochen, Gelenke, Muskeln, Faszien (Bindegewebshüllen), Bänder und Sehnen gehören – kurz: der Stütz- und Bewegungsapparat.

Der Einfluss der Körpersysteme auf die Gesundheit

Die Osteopathie sieht das craniosacrale, das viszerale und das parietale System als die drei essenziellen Körpersysteme zur Regulation der Gesundheit an. Das craniosacrale System hat innerhalb dieser Gesamtheit die höchste Priorität, denn es beinhaltet neben dem Nervensystem auch die übergeordneten Hormondrüsen, die Wirkung auf den ganzen Körper haben.

Wie Dr. Sutherland mit dem Satz »The artery is the supreme« ausdrückte, ist das Herz-Kreislauf-System ebenfalls eines der wichtigsten Systeme für die Gesundheit. Das Herz-Kreislauf-System mit seinen Arterien und Venen steuert über die Durchblutung die Nähr- und Sauerstoffversorgung. Gemeinsam mit dem Lymphsystem ist es überdies für den Abtransport aller Schadstoffe verantwortlich.

Die meisten der im späteren Übungsprogramm gezeigten osteopathischen Techniken – ob an Muskeln und Faszien, Gelenken oder Organen – fördern gleichzeitig die Durchblutung und den Lymphfluss und behandeln auf diese Weise die beiden Systeme stets mit. Sie können sich das wie bei einem Gartenschlauch vorstellen, der von außen zusammengedrückt wird. Im Körper entsteht der Druck durch verhärtete Muskeln und verklebte Faszien. Werden diese gelöst, kann durch den Schlauch wieder frei das Wasser fließen. Auf diese Weise ist es möglich, einen erhöhten Blutdruck auch über die Behandlung von Muskeln und Faszien zu senken. In diesem Kartenset gehen wir nicht detaillierter auf die Behandlung von Durchblutung und Lymphfluss ein – sie werden nahezu immer automatisch mitbehandelt.

Die Therapie des craniosacralen Systems – der Schädel-Kreuzbein-Verbindung

Das craniosacrale System bezeichnet anatomisch die Verbindung vom Schädel (lateinisch *cranium*) bis hinunter zum Kreuzbein (lateinisch *sacrum*). Verbunden sind diese beiden knöcherigen Strukturen über einen faserigen Schlauch, die Rückenmarkshaut. Durch sie treten alle Nerven aus dem Rückenmark aus und verästeln sich in den ganzen Körper.

Die Rückenmarkshaut ist eine das Rückenmark umgebende Verlängerung der Hirnhaut, die sowohl oben an der Schädelbasis als auch am oberen Halswirbel ansetzt, in der Wirbelsäule ohne weitere Verhaftungen nach unten verläuft und erst wieder am Kreuzbein befestigt ist. Innerhalb dieses Systems befindet sich die Hirn- und Rückenmarksflüssigkeit, auch Liquor genannt, die das Nervengewebe mit wichtigen Botenstoffen zur Kommunikation des Körpers mit sich selbst umgibt. Der durch das sanfte Pulsieren dieser Flüssigkeit und die minimalen Bewegungen der 22 Schädelknochen entstehende Rhythmus wird in der Osteopathie primärer Rhythmus oder auch craniosacraler Rhythmus genannt. Wie eine Welle breitet er sich im gesamten Organismus bis in jede Zelle des Körpers aus.

Der primäre Rhythmus kann durch Asymmetrien der Schläfenbeine, des Keilbeins und des Hinterkopfknochens gestört sein und damit die Verteilung der craniosacralen Flüssigkeit einschränken. Weil damit auch Spannungen und Verdrehungen der Hirnhaut verbunden sind, versucht der Körper, diese über eine Verdrehung des Rückenmarksschlauchs auszugleichen. Die Folge sind strukturelle Haltungsänderungen in anderen Körperbereichen, insbesondere der Wirbelsäule und des Beckens. Das Ziel dieser Kompensation liegt in einer wieder verbesserten Verteilung der Hirn- und Rückenmarksflüssigkeit. Allerdings verursachen die Haltungsänderungen muskuläre Ungleichgewichte, fasziale Verklebungen, Bewegungseinschränkungen und folglich Verspannungen und Schmerzen.

Die Craniosacraltherapie wurde von Dr. William Garner Sutherland entwickelt. In jahrelanger Forschung fand er heraus, dass alle Schädelknochen eine eigene rhythmische Bewegung aufweisen. Dieser Rhythmus geht auf die Bewegung der Gehirn- und Rückenmarksflüssigkeit zurück, in der das gesamte Gehirn und zentrale Nervensystem einschließlich des Rückenmarks schwimmt. Der Liquor wird im sogenannten arteriellen System der Hirnkammern produziert, wieder aufgenommen wird er über das sogenannte venöse System. Durch die regelmäßige Produktion und Wiederaufnahme entsteht die rhythmische Bewegung des Liquors. Über die Hirn- und Rückenmarkshäute wird diese feine Bewegung dann weiter auf die Knochen übertragen.

Darüber hinaus konnte Dr. Sutherland erspüren, dass sich dieser Bewegungsrhythmus über die Wirbelsäule zum Kreuzbein sowie auf den gesamten Körper mit all seinen Strukturen fortsetzt. Er nannte dies den *Breath of Life* (Lebensatem) beziehungsweise den primären Respirationsmechanismus. Die Kategorisierung als primär gibt es deshalb, weil diese rhythmische Bewegung bereits vor dem ersten Atemzug besteht, also bereits im Fötus vorhanden ist. Die Lungenatmung wird dazu im Vergleich als sekundäre Atmung bezeichnet, die erst über die Lungen nach der Geburt einsetzt. Interessanterweise ist der *Breath of Life* dann später bei unserem Ableben als allerletzte Funktion noch messbar. Dies macht deutlich, dass die Funktionalität des craniosacralen Systems absolute Priorität für den Organismus hat, um die Verteilung der Hirn- und Rückenmarksflüssigkeit mit ihren wichtigen Informationsträgern sicherzustellen.

Dieser Bewegungsrhythmus kann durch Stress, verbunden mit oberflächlicher Atmung, Fehlhaltung des Kopfes und der Halswirbelsäule, oder durch einen Fehlbiss des Kiefers gestört werden, um nur einige Beispiele zu nennen. In der Folge kann es zu Kompressionen der Schädelnähte (Suturen) zwischen den einzelnen Schädelknochen und Fehlstellungen der Schädelknochen kommen. Das wiederum zieht eine Fehlspannung in den Hirnhäuten vom Schädel und Rückenmark bis zum Kreuzbein nach sich. Hält diese länger an, kann dies zu Beschwerden im gesamten Körper führen.

Die Therapie des viszeralen Systems – der inneren Organe

Die viszerale Osteopathie befasst sich mit der Funktion der inneren Organe. Sie ist direkt abhängig von der Beweglichkeit der Organe selbst sowie von ihren bindegewebigen Aufhängungen über Faszien. Auch die Organe folgen einem regelmäßigen Rhythmus. Dabei handelt es sich um sehr feine Bewegungen, die für den geschulten Osteopathen jedoch erspürbar sind, selbst wenn das Organ tiefer in der Bauchhöhle liegt. Daneben besitzen Organe noch eine zweite Eigenbewegung, die etwa im Magen-Darm-Bereich durch die Peristaltik (Kontraktionswellen), im Herzen durch den Herzschlag oder in der Blase durch Muskelkontraktionen zur Entleerung entsteht.

Zudem haben auch benachbarte Körpergewebe einen physiologischen Einfluss auf die Organe: So sorgt zum Beispiel jede Einatmung dafür, dass das Zwerchfell sich nach unten wölbt und sich so auch die Nieren circa drei Zentimeter nach unten bewegen. In der Ausatmung kommen sowohl das Zwerchfell, die Nieren sowie ebenfalls alle anderen Organe zurück in ihre Ausgangsposition.

Aufgabe des Osteopathen ist es, Abweichungen vom natürlichen, gesunden Maß an Beweglichkeit zu erkennen und eventuelle Funktionsstörungen zu ermitteln. In der Therapie werden die inneren Organe und die umgebenden Strukturen durch sanfte Griffe und Techniken diagnostiziert und behandelt. Ziel ist dabei, die volle Funktion und natürliche Beweglichkeit wiederherzustellen.

Die Therapie des parietalen Systems – der Knochen und Gelenke, Muskeln und Faszien

Die parietale Osteopathie behandelt Störungen im Bewegungsapparat. Dazu gehören Knochen und Knorpel, Muskeln, Faszien, Sehnen und Bänder. Dieses Muskel-Skelett-System gibt dem Körper Stabilität und Zusammenhalt und befähigt den Menschen dazu, aufrecht zu gehen. Außerdem verleiht es dem Körper Beweglichkeit. Häufige Störungen im parietalen System sind zum Beispiel Gelenkblockaden, Muskelverkürzungen oder Faszienverklebungen.

Unser Körper funktioniert als komplexes Zusammenspiel all seiner Elemente, wobei jede Struktur eine Funktion besitzt und alle Körpergewebe in einer Wechselbeziehung zueinander stehen. Gerade am Beispiel von Rückenschmerzen lässt sich gut verstehen, dass es keine rein lokalen Probleme gibt, also Probleme, die nur auf den Ort des Geschehens beschränkt sind. Stattdessen sind alle Systeme des Körpers miteinander verbunden. So können Rückenschmerzen in der Lendenwirbelsäule von Verdauungsbeschwerden herrühren oder Halswirbelsäulenprobleme Migräne oder Kopfschmerz verursachen. Auch Haltungsfehler bewirken vielfältige Beschwerden, da durch sie Muskeln und Bänder überbeansprucht werden. Infolge eines schiefen Beckens kann sich die Wirbelsäule zum Ausgleich so drehen, dass sich daraus Wirbelfehlstellungen bilden oder Skoliosen (S-Formen der Wirbelsäule). Zusammenfassend lässt sich sagen: Bewegungseinschränkungen im Muskel-Skelett-System führen zu weiteren Funktionseinschränkungen, die eine Grundlage für die Entstehung von Krankheiten sind.

OSTEOPATHIE IN DER ANWENDUNG

In diesem Kapitel erfahren Sie, wobei die Osteopathie Ihnen helfen kann. Unterschiedliche Techniken der Osteopathie werden vorgestellt, die Sie selbst anwenden können.

Osteopathie in der Selbstbehandlung und beim Fachmann

Die Osteopathie kann bei den meisten Krankheiten helfen oder begleitend eingesetzt werden. Hier im Kartenset haben wir uns auf die gängigsten Beschwerdebilder beschränkt. Zudem haben wir jenen Beschwerden den Vorzug gegeben, die Sie allein testen und zu denen Sie selbstständig Übungen machen können.

Die vorgestellten Übungen zur Selbstbehandlung können ein Weg sein, um beispielsweise Verspannungen und Schmerzen auf eigene Initiative hin in den Griff zu bekommen. Insofern bietet sich die Selbstbehandlung einerseits an, um lange Wartezeiten auf einen Osteopathietermin zu überbrücken. Andererseits kann bei regelmäßiger Anwendung sogar häufig auf einen Termin beim Osteopathen verzichtet werden.

Wir empfehlen jedoch, einen Fachmann aufzusuchen, wenn sich Ihr Befinden mit den beschriebenen Übungen nicht verbessern lässt. Ergänzend zu den Terminen ist es sinnvoll, in Abstimmung unterstützend die Selbstbehandlung zwischen den Behandlungssitzungen durchzuführen. Nehmen Sie dazu am besten dieses Buch mit und besprechen Sie gemeinsam die für Ihr individuelles Beschwerdebild passenden Übungen.

Osteopathische Selbstbehandlungstechniken

In der Osteopathie unterscheiden sich die direkten von den indirekten Techniken. Bei den direkten Techniken verfolgt man das Prinzip, eine Blockade zu lösen, indem man direkt in die Barriere oder Bewegungseinschränkung hineinarbeitet. Bei den indirekten Techniken ist es genau andersherum, man wendet das Schubladenprinzip an: Wie bei einer klemmenden Schublade, die man zunächst wieder ein Stückchen hineinschiebt, um sie dann frei gleitend herausziehen zu können, arbeitet man bei indirekten Osteopathietechniken ebenfalls erst einmal in die freie Richtung, um dann im zweiten Schritt die Blockade zu lösen.

In der Osteopathie beschreibt man viele Probleme im Körper als Blockade oder Bewegungseinschränkung. Beispiele sind: erhöhte Muskelspannungen, Bewegungseinschränkungen an Gelenken, an einzelnen Verbindungen der Schädelknochen oder der inneren Organe. Auch der Stau von Flüssigkeiten und der damit verringerte Abtransport von Säuren und Stoffwechselendprodukten im Gewebe fallen darunter.

Direkte Techniken

Direkte Osteoapthietechniken arbeiten, wie eben beschrieben, direkt in die Barriere oder die Bewegungseinschränkung hinein. Sieben der wichtigsten direkten Techniken, die Sie später auch bei den Selbstbehandlungsübungen wiederfinden, werden im Folgenden näher erläutert.

Triggerpunktbehandlung

Man spricht von einem Triggerpunkt in der Muskulatur, wenn verhärtete Stellen bei Berührung schmerzen und weiter in fern liegende Körperpartien ausstrahlen. Ein Triggerpunkt besteht aus Kalziumsalzablagerungen oder anderen Stoffwechselendprodukten, die der Körper nicht ausscheiden kann und deswegen im Gewebe einlagert. Die amerikanische Ärztin Dr. Janet Travell hat 1983 die Grundlagen für die Lokalisation und Behandlung von Triggerpunkten festgelegt. Heute beschäftigen sich ganze Bücher damit, diese Punkte mit ihren Ausstrahlungsmustern darzustellen. Sie finden eine Auswahl auf dem zugehörigen Onlineportal www.DrPfitzer.de/ofzh.

Neben den Triggerpunkten gibt es auch Schmerzpunkte, die nicht ins umliegende Gewebe ausstrahlen, sondern nur lokal bei Druck in den Muskel schmerzen. Lawrence H. Jones, amerikanischer Doktor der Osteopathie, entwickelte zur Behandlung der Schmerzpunkte die sogenannten Strain-Counterstrain-Techniken, bei denen der Patient passiv in eine schmerzfreie Position gelagert wird. Da die Behandlungen für Schmerz- und Triggerpunkte sehr ähnlich sind, haben wir die Techniken hier im Begleitbuch zu einer zusammengefasst.

Kurz und allgemein beschrieben ist das Vorgehen also wie folgt: Auf die Schmerz- oder Triggerpunkte wird ein mäßiger Druck ausgeübt. Unter diesem Druck versucht man durch eine Bewegung, eine Position der Erleichterung (*position of ease*) zu finden, bei der der Schmerz um circa 80 Prozent reduziert ist. Meist ist dies eine verkürzende Bewegung des Muskels in die Entspannung, sodass sich der Punkt, den wir am Muskel drücken, ebenfalls entspannt. Wir erklären dies in der jeweiligen Übung konkreter. Bringt die Annäherung nicht die gewünschte Besserung, probiert man beliebige andere Positionen aus, die den Druckschmerz lindern. Ist die gewünschte Position gefunden, wird der Druck auf den Punkt für circa 20 Sekunden gehalten. Sie sollten den Muskel, an dem Sie arbeiten, für die Dauer der Therapie komplett entspannen. Nach den 20 Sekunden kommen Sie langsam zurück in die Ausgangsposition und überprüfen den Schmerzpunkt auf die Intensität, die in normaler Position beziehungsweise Bewegung um 60 bis 70 Prozent gesunken sein sollte.

Falls Sie an manchen Körperstellen nicht mit der eigenen Hand hinkommen, verwenden Sie einen kleinen Ball oder ein Triggertool aus Holz oder Plastik, das Ihnen das Drücken auch an unerreichbaren Stellen ermöglicht. Auf der exklusiv für Sie als Leser erstellten Plattform www.DrPfitzer.de/ofzh finden Sie weiterführende Informationen und Empfehlungen dazu.

Empfehlung: Als Regel für diese Behandlung sollte man sich merken, dass man nicht mehr als drei große Triggerpunkte oder sechs Schmerzpunkte pro Behandlungseinheit bearbeitet. Trinken Sie zudem immer genügend stilles Wasser nach dieser Therapie, da durch sie Schlacken befreit werden. Der Körper braucht Unterstützung, um sie auszuscheiden.

MET – Muskelenergietechniken

Die Muskelenergietechniken werden bei Muskeln angewendet, die verkürzt und oft auch auf Druck schmerzhaft sind. Man bringt diesen Muskel in Dehnung, um ihn in dieser Position anzuspannen. Die Anspannung ist einer Kraftentfaltung gleichzusetzen, was die eigentliche Aufgabe eines Muskels ist. Über

Nervenrezeptoren im Muskel wird die Information an das Gehirn weitergeleitet, sodass während dieser Muskelenergietechnik der Muskel nun in der Länge arbeiten muss (Längenkraft). Um zukünftig einer solchen Kraftentfaltung besser gewachsen zu sein, wird sich der Muskel bei regelmäßiger Übung dauerhaft verlängern. Für die Verlängerung eines Muskels ist dies die effektivste Technik. Ähnlich funktioniert diese Technik an eingeschränkten Gelenken. Sie werden in die blockierte Position gebracht und von dort aus durch einen Druck in die Gegenrichtung gegen einen Widerstand gelöst. Dabei arbeiten wir mit einer Kraft im Gegendruck von 10 bis 20 Prozent der Maximalkraft. Am Beispiel eines Muskels beschreiben wir hier die Vorgehensweise.

Man bringt einen verkürzten Muskel bis zum Anschlag in die gedehnte Position und fixiert ihn dort. Anschließend wird für sieben bis zehn Sekunden ein Gegendruck erzeugt, als würden Sie den Muskel wieder in seine Ursprungsposition bewegen wollen. In der folgenden Entspannungsphase wird der Muskel vorsichtig ein Stückchen weiter gedehnt, also an die neue Barriere angepasst, bevor der Ablauf noch zweimal wiederholt wird. Die genaue Anwendung dieser Technik wir in den jeweiligen Übungen noch einmal genau beschrieben und mit Bildern veranschaulicht.

Massagetechniken

In der klassischen Massage gibt es natürlich eine Vielzahl von Ansätzen. Im Folgenden haben wir die effektivsten Techniken aufgeführt, die in den Übungen im Kartenset konkret genutzt werden.

Den Muskel ausstreichen

Man geht mit den Fingern, dem Daumen, den Knöcheln oder dem Handballen in die Tiefe des Muskels und streicht diesen in seinem Verlauf langsam entlang. In der Regel werden der ganze Muskel oder auch die Muskelgruppen drei- bis fünfmal vom Ansatz bis zum Ursprung ausgestrichen. Der Ursprung eines Muskels ist immer körpernah, während der Ansatz körperfern ist. In der Regel verläuft ein Muskel über ein Gelenk, wodurch Bewegung erst möglich wird.

Durch das Ausstreichen eines Muskels und seiner fazialen Hülle möchte man erreichen, dass sich der verspannte Muskel und die verklebte Faszie entspannen und wieder besser durchblutet beziehungsweise durchfeuchtet werden. Zudem besteht das Ziel, dass Stoffwechselendprodukte besser abtransportiert werden.

Cross-Fiber-Friction-Massage

Bei dieser Cross-Fiber-Friction-Technik streichen Sie den Muskel oder seine Sehne quer zu deren Faserverlauf aus. Diese Technik wird meist gelenknah angewandt, also an den sehnigen Muskelursprüngen oder -ansätzen oder bei sehr kurzen Muskeln.

Über Sehnen sind die Muskeln am Knochen befestigt. Man möchte mit dieser speziellen Technik direkt an den Spannungsmessfühlern den Tonus, also die Spannung im Muskel, reduzieren. Man geht dabei mit den Fingern in die Tiefe der Muskelsehne oder eines Bandes und reibt in der Regel eine Minute hin und her. Die Bewegung ist rhythmisch und hat eine Frequenz von circa zweimal pro Sekunde.

Fasziendehnung

Die Muskelfaszie besteht vornehmlich aus derbem Bindegewebe. Sie umgibt und durchzieht jeden einzelnen Muskel und grenzt so die Muskeln voneinander ab. Derart gibt die Faszie den Muskeln Form und Festigkeit und erlaubt es dem Menschen, einzelne Muskeln getrennt voneinander anzuspannen. Genau wie der Muskel kann auch die Faszie verkürzen oder mit benachbarten Strukturen verkleben. Zum Beispiel stagniert bei wenig Bewegung die Gewebsflüssigkeit und es können sich Ablagerungen zwischen dem Muskel und der Faszie oder zwischen zwei benachbarten Faszien bilden. Das kann mit der Zeit die Beweglichkeit dieser Strukturen gegeneinander einschränken und zu Schmerzen führen.

Um die verkürzte Muskelfaszie zu verlängern, ist es wichtig, hier mit lang gehaltener und gleichmäßiger Dehnung zu arbeiten. Am besten kann man sich vorstellen, wie sich eine Faszie verhält, indem man sich eine Plastiktüte vor Augen führt. Würde man an der Tüte mit starkem, ruckartigem Zug ziehen, würde sie reißen. Zieht man aber sanft an der Plastiktüte, dehnt sie sich. Ähnlich ist das beim Fasziengewebe.

Für die Technik der Fasziendehnung gehen Sie an das Bewegungsende des eingeschränkten Muskels mit verkürzter Faszie. Dort halten wir die Dehnposition für mindestens 90 Sekunden und schmelzen förmlich weiter in die Position hinein. Die Faszien mögen auch das leichte Wippen am Bewegungsende in die erhöhte Dehnung und zurück. Mit dieser Technik möchte man erreichen, dass sich die Faszie verlängert und somit auch der Muskel entspannen kann. Die Durchblutung wird angeregt und das in der Faszie gespeicherte Gewebswasser wird zunächst wie bei einem Schwamm ausgequetscht, damit die Faszie sich anschließend mit frischer Gewebsflüssigkeit durchfeuchten und regenerieren kann.

Hinweis: Das Ausrollen mit Faszientools wie der BLACKROLL® gehört ebenfalls zu den Faszientechniken. Bei Faszienverklebungen und Muskelverhärtungen ist es auch empfehlenswert, das Ausrollen mit

Faszientools und die Fasziendehnung zu kombinieren. Das Buch *Schmerzen selbst behandeln mit BLACKROLL®*, das im riva Verlag erschienen ist, bietet komplette Übungsprogramme für alle Schmerzbereiche. Sie finden in dem Buch zudem nähere Informationen zu den Eigenschaften und Aufgaben des Fasziengewebes.

Mobilisation

Man kann unterschiedlichste Gewebe mobilisieren. Das bedeutet, diese Strukturen frei zu machen von Blockaden wie einer Bewegungseinschränkung in eine Richtung. Oder es geht insgesamt darum, wieder mehr Bewegung in diese Struktur zu bekommen. Am häufigsten wird der Begriff Mobilisation im Zusammenhang mit dem Mobilisieren von Gelenken verwendet.

Bei der Mobilisation von Gelenken wird zunächst der Bewegungsumfang aller möglichen Bewegungen für ein Gelenk erfasst. Gearbeitet wird direkt an der eingeschränkten Bewegung. Oft startet man mit größeren Bewegungen, die dann immer kleiner und präziser an der Barriere stattfinden. Eine Barriere bezeichnet die Stelle, an der das Gelenk blockiert ist und sich deswegen in eine Richtung nicht weiterbewegen lässt. Die Arbeit ist sanft und gezielt. Der Vorteil, wenn man mit den großen Bewegungen startet, liegt darin, dass man nicht nur die Beweglichkeit im

Gelenk verbessert, sondern auch die aller zugehörigen Muskeln, Bänder und Sehnen, die an diesem Gelenk ansetzen – oft sind auch diese ursächlich an der Bewegungseinschränkung beteiligt.

Die Mobilisation von Nerven funktioniert etwas anders. Allgemein gesagt bedeutet die Mobilisation von Nerven, dass der Nerv von dem Nachbargewebe frei gemacht wird. Nerven können in ihrem Verlauf in ihrer Beweglichkeit eingeschränkt oder sogar eingeklemmt sein. Die meisten Nerven haben auf ihrem Weg vom Austritt aus der Wirbelsäule bis zum Erfolgsmuskel mehrere natürliche Engstellen, die der Osteopath in der Praxis prüft und gegebenenfalls behandelt.

Die Arbeit am Nerv ist sanft und meist können nur Profis die feine Struktur unter der Haut fühlen. Hier im Buch sind wir nur auf einige einfache Teilaspekte der Behandlung eingegangen, die jeder auf unkomplizierte Art und Weise umsetzen kann. Das Ziel besteht darin, einen Nerv im Gewebe wieder beweglicher zu machen. Vor und nach der Stelle, an der der Nerv in seiner Beweglichkeit eingeschränkt ist, zieht man den Nerv hin und her. Das verbessert insgesamt die Beweglichkeit aller Strukturen in einem Abschnitt. Über die Bewegung einer Extremität kann man Nerven ziehen, während man an der Engstelle den Nerv fixiert oder sogar in die Gegenrichtung mobilisiert.

Der Nerv wird dabei gedehnt und somit im Gewebe befreit – bei den jeweiligen Übungen ist die Technik Schritt für Schritt gut nachvollziehbar dargestellt.

Auch andere Gewebe wie Muskeln, Faszien und Bänder kann man über die Bewegung in dem Gelenk, über das die Struktur zieht, mobilisieren. Meist hält man einen Punkt an einem Muskel mit erhöhter Spannung und kreiert eine Dehnung über die Bewegung am Gelenk, die von der Spannung wegarbeitet. Diese Technik wird oft rhythmisch ausgeführt.

Spindelzelltechnik – neuromuskuläre Technik
Es gibt im menschlichen Körper viele Nervenzellen, die dem Gehirn Auskunft über die Beschaffenheit und Funktion bestimmter Bereiche geben. Wir befassen uns hier näher mit den sogenannten Spindelzellen, die sich in jedem Muskel befinden. In großen Mengen sind sie im Muskelbauch, also der Mitte jedes Muskels, angesiedelt. Diese Nervenzellen sind dafür zuständig, den Spannungs- beziehungsweise den Dehnzustand des Muskels zu erfassen und diesen an das zentrale Nervensystem weiterzuleiten. Dort wird entschieden, welche Muskeln sich entspannen können und welche in eine erhöhte Spannung gehen müssen, um die Körperstatik und damit unsere Haltung aufrechtzuerhalten. In der Osteopathie wird dieses Regulationssystem genutzt, um

Muskeln, die eine Dauerspannung aufweisen – und so mit der Zeit verkürzen –, zu entspannen.

Bei der Spindelzelltechnik legt man die Finger beider Hände einander gegenüberliegend in einem Abstand von 10 bis 20 Zentimetern im Faserverlauf auf den zu behandelnden Muskel. Und zwar so, dass man den Muskelbauch, also den mittigen Anteil eines Muskels, mit einem sanften Schub in der Tiefe des Muskels zusammenschieben kann. Dafür bewegt man die Finger beider Hände aufeinander zu. Dies führt man langsam und immer in seinem anatomischen Verlauf entlang der Muskelfasern aus. Den Schub wiederholt man circa sechs- bis achtmal in einem Rhythmus von zwei Sekunden. Ist es ein kleiner Muskel, liegen die Hände näher zusammen. Ist der Muskel groß, wie der vordere Oberschenkelmuskel, der aus mehreren Anteilen besteht, dann arbeiten Sie in drei Linien: außen, mittig und innen. In solch einem Fall schiebt man den Muskelbauch an jedem dieser drei Muskelanteile sechs- bis achtmal zusammen. Diese Technik können Sie entsprechend auch außerhalb der vorgegebenen Übungen bei Verspannungen eines jeden Muskels anwenden.

Lagerungen

Möchte man einen nachhaltigeren Effekt auf Gewebe, die durch Fehlhaltungen erhöht belastet sind, erreichen, ist die richtige Lagerung oft das Mittel der Wahl. Ebenso gilt dies, wenn lange chronische Prozesse abgelaufen sind. In der Lagerung platziert der Osteopath den Patienten so, dass der Bereich, der angesprochen werden soll, sanft und statisch gedehnt wird. Zur Hilfe können auch Kissen oder härtere Gegenstände genommen werden, die die richtige Höhe haben. In der Praxis arbeitet der Osteopath außerdem mit speziellen Blöcken. Diese werden an den Gelenken platziert, um eine bessere Stellung zu finden.

Wir empfehlen, die Lagerungsübungen in der Selbstbehandlung für 20 Minuten durchzuführen. Erst ab einer längeren Zeit der Dehnung verlängern sich auch die kleinen Muskeln und Bänder, die den Halt geben. Das gilt ebenso, wenn man Gelenkstellungen verbessern möchte. Auch ist leicht nachzuvollziehen, dass eine kurze dreiminütige Maßnahme nicht ausreichen kann, wenn man oft den ganzen Tag in einer Fehlhaltung verbringt – das Gewebe kann sich so nicht verändern. Wir empfehlen täglich mit 7 bis 10 Minuten zu beginnen und sich dann auf die 20 Minuten zu steigern.

Indirekte Techniken

Indirekte Osteopathietechniken arbeiten gemäß dem auf Seite 25 beschriebenen Schubladenprinzip zunächst einmal in die freie Bewegungsrichtung, um dann erst im nächsten Schritt die Blockade zu lösen. Drei der wichtigsten indirekten Techniken, die Sie später auch bei den Selbstbehandlungsübungen wiederfinden, werden im Folgenden näher erläutert.

Unwinding – das Gewebe entwinden

Durch Fehlhaltungen, Fehlstellungen, aber auch Traumata wie Stürze, Verletzungen oder Brüche, nimmt das Gewebe der beteiligten Strukturen Fehlzüge an. Mit Fehlzügen ist gemeint, dass sich zum Beispiel die Muskulatur auf einer Körperseite dominanter ausbildet oder sich Verhärtungen im Muskelbauch bilden. Faszien können verfilzen oder mit ihrem umliegenden Gewebe verkleben. Auch die innere Beschaffenheit des Knochens, die sogenannte Trabekelstruktur, kann nach einem Bruch Fehlzüge aufweisen. Genauso kann das in einem Gelenk geschehen.

Unwinding ist eine sehr sanfte Technik, mit der man versucht, diese Fehlzüge wieder auszugleichen, indem man die Hände entsprechend auflegt. Oft werden Positionen genutzt, bei der eine Hand vor und die andere nach dem Gelenk aufsetzt, wie etwa am Knie. Oder eine Hand kommt hinten und die andere vorn an den Körper beziehungsweise an das Gelenk.

Beim Unwinding legt man die Hände sanft auf das Gewebe auf. Zudem ist das Erspüren einfacher, wenn man dabei die Augen schließt, um andere Reize, soweit es geht, auszuschalten. So kann man sich nur auf die feinen Bewegungen unter den Fingern konzentrieren. Die Bewegungen, die man erfühlen kann, sind die Züge, die sich durch die eben beschriebenen Gegebenheiten im Gewebe gebildet haben. Man folgt diesen Gewebszügen, die man als eine minimale Bewegung unter den Händen wahrnehmen kann, ohne sie mental zu bewerten. Dabei kann es in alle Richtungen ziehen, aber auch Kreis- oder Rotationsbewegungen sind möglich. Die Technik ist beendet, wenn Sie keine der feinen Bewegungen mehr wahrnehmen.

Es ist am Anfang nicht einfach, die feinen Bewegungen zu erspüren, aber mit etwas Übung geht das recht schnell. Ein guter Ausgangspunkt ist sonst auch immer, in sich hineinzuspüren. Lassen Sie die Hände dann so lange angelegt, bis es sich aus Ihrer Intuition heraus nicht mehr notwendig anfühlt. Besonders gern wird die Technik des Unwinding nach Traumata angewandt oder aber auch, falls Sie mit irgendeiner der anderen in diesem Buch beschriebenen Technik nicht zurechtkommen. Der Osteopath in der Praxis wendet diese Technik oft in der Craniosacraltherapie an, um die Hirnhäute, das

Zwerchfell, den Beckenboden und andere Strukturen auszugleichen.

Indirekte Mobilisation

Die indirekte Mobilisation ist eine sehr sanfte Art der Behandlung in der Osteopathie. Sie wird vermehrt in der Craniosacraltherapie und der viszeralen Osteopathie eingesetzt, aber auch in jedem anderen Körperbereich, wenn man, wie bei Verletzungen, keine starken Reize setzen möchte. In dieser Technik geht man immer zuerst in die Richtung, die die bessere Beweglichkeit zeigt, also in die freie Richtung. Man geht sanft bis an das Ende der möglichen Bewegung und hält das Gewebe dort. Alle beteiligten Gewebe versuchen sich nun selbst weiter in diesem Zug zu lösen, was man durch ein Nachgeben im Gewebe spürt. Das kann zwischen 30 Sekunden und ein paar Minuten dauern.

Mit der neu gewonnenen Freiheit des Gewebes arbeiten Sie nun in die Richtung der Barriere – also die Richtung, die im Test eingeschränkt war – und warten dort ebenso auf die Entspannung der Gewebe. Dieser zweite Schritt dauert in der Regel nicht so lang wie der erste. Auch kommt hier hinzu: Je besser der Therapeut, der in diesem Fall ja Sie selbst sind, die feinen Veränderungen unter den Fingern spüren und dementsprechend mitgehen kann, desto schneller haben Sie Erfolg mit der Technik. Spüren Sie in sich und Ihr Gewebe hinein und folgen Sie Ihrem Bauchgefühl, sollten Sie zu Beginn die feinen Gewebebewegungen noch nicht spüren.

In diesem Ratgeber haben wir die indirekte Mobilisation tatsächlich nicht so oft vorgesehen, da sie für Laien ein wenig an Übung bedarf. Zudem nehmen die indirekten Techniken allgemein viel mehr Zeit in Anspruch. Sie können diese Technik aber gern immer zusätzlich zu den beschriebenen Übungen anwenden.

Schütteltechniken – Abschlusstechnik

Schütteltechniken können am ganzen Körper angewendet werden. Die meisten kann man aber leider nicht allein durchführen, deswegen werden wir Ihnen am Ende des Übungssets eine Schütteltechnik vorstellen, die Sie gut allein umsetzen können. Schütteltechniken haben zwei Hauptwirkungen:

1. Schütteltechniken verteilen die Lymphe, also die Flüssigkeit, in der die Schadstoffe aus dem Körper abtransportiert werden und in der die weißen Blutkörperchen des Immunsystems schwimmen. Da die Lymphe durch das Faszienggewebe fließt, führen längere Stagnationen des Lymphflusses zu Verklebungen und Bewegungs-

einschränkungen. Aus diesem Grund fühlen sich viele Menschen morgens nach dem Schlafen erst einmal steif, nach ein paar Bewegungen wird dies aber bereits besser. Denn für die Lymphe gibt es keine aktive Pumpe, wie man sie im Fall des Herzens für das Blut finden kann. Stattdessen sorgen Muskelbewegung und die Atmung über das Zwerchfell für den notwendigen Transport.

2. Schütteltechniken beruhigen den Stressnerv, den Sympathikus, und aktivieren so seinen Gegenspieler, den Parasympathikus, der für Entspannung und Ruhe in uns sorgt und den ganzen Körper harmonisiert. Nur in einem Organismus mit ausreichender Parasympathikusaktivität kann die Selbstheilung aktiv werden. Daher wird der Parasympathikus auch der Selbstheilungsnerv genannt.

Wegen dieser zwei Faktoren werden Schütteltechniken auch gern als Abschlusstechnik verwendet. Weitere Informationen zur Selbstanwendung der Schütteltechnik finden Sie im Rahmen der allgemeinen Abschlussübung im Kartenset.

Craniosacrale Basisbehandlung nach Dr. John E. Upledger

Das craniosacrale System hat eine sehr grundlegende Bedeutung für Ihre Gesundheit, wie Sie ab

Seite 14 lesen konnten. Dr. John E. Upledger, osteopathischer Arzt und Chirurg, entwickelte in den 1970er-Jahren die Craniosacraltherapie weiter. Die hierbei eingesetzten manuellen Techniken sind sanfte Heilmethoden am Schädel, den Hirnfaszien und dem Rückenmark bis zum Kreuzbein. Sie zielen darauf ab, das Nervensystem zu stimulieren, die negativen Auswirkungen von Stress zu verringern und allgemeine Gesundheit zu fördern. Hierbei wird vor allem die indirekte Technik Unwinding verwendet. Das ursprüngliche Zehn-Schritte-Protokoll nach Upledger haben wir für Sie in einen einfachen Neun-Schritte-Übungsablauf zur Selbstbehandlung umgewandelt. Diese craniosacrale Basisbehandlung mit Einfluss auf den gesamten Körper finden Sie aufgrund seiner großen Bedeutung in der Osteopathie gleich am Anfang der Übungskarten.

Empfehlungen zu den craniosacralen Übungen

Wir empfehlen, die craniosacrale Basisbehandlung vor allen weiteren Übungen in Ihr persönliches Übungsprogramm aufzunehmen. Wenn Sie dafür nicht vor jeder Übungseinheit Zeit haben, nehmen Sie sich Ihre zwei Lieblingsübungen heraus. Einmal in der Woche sollten Sie sich aber die Zeit nehmen und die komplette Sequenz durchführen. Es lohnt sich!

HINTERGRUNDWISSEN ZU DEN VERSCHIEDENEN BESCHWERDEBEREICHEN

Die folgenden Abschnitte sind in verschiedene Körperbereiche eingeteilt und bieten Ihnen zunächst einige Hintergrundinformationen zu den wichtigsten Beschwerdebereichen, bevor Sie mithilfe der Test- und Übungskarten lernen, was Sie dagegen tun können.

Kopf, Kiefer und Nacken

Beschwerdebilder: Kopfschmerzen, Migräne, Tinnitus, Schwindel, Kieferprobleme, Nackenverspannungen

Viele Menschen leiden an Kopfschmerzen, Nackenverspannungen, Migräne, Tinnitus, Schwindel oder Kieferproblemen. Ein häufiges Problem sind auch Bewegungseinschränkungen im Halsbereich, die meist durch eine zu hohe Spannung der Muskulatur oder durch verschobene Wirbel zustande kommen. Der Bandscheibenvorfall im unteren Rücken ist den meisten geläufig. Weniger bekannt ist, dass dieser auch in der Halswirbelsäule auftreten kann. Dort führt er zu Schmerzen und eingeengten Nerven mit Sensibilitätsstörungen bis hinunter in die Finger.

Wenn auch Sie sich in den eben aufgezählten Beschwerden wiederfinden, sind die nächsten Seiten genau richtig für Sie. Natürlich sind nicht immer und ausschließlich die Halswirbelsäule und ihre Muskeln für die eben genannten Probleme verantwortlich. Aber sie sind sehr häufig daran beteiligt. Beleuchten wir erst einmal die wichtigen Strukturen im Hals-Nacken-Bereich, damit Sie die Tests und Übungen auf den Karten leichter ausführen können.

Die Halswirbelsäule hat sieben Wirbel, wobei auf dem ersten Wirbel – dem Atlas – der Kopf sitzt. Zwischen den Wirbelkörpern befinden sich die Bandscheiben, die unter anderem als Stoßdämpfer einwirkende Kräfte puffern. Jeder Wirbel besitzt auf jeder Seite einen Querfortsatz, den *Processus transversus*, an dem viele wichtige Muskeln ansetzen, die für die Bewegung der Halswirbelsäule und des Kopfes zuständig sind. Alle Halswirbel oder besser gesagt alle Wirbel im Körper können unterschiedliche Bewegungen ausführen, wobei die Halswirbelsäule der mobilste Teil der gesamten Wirbelsäule ist. Jede Bewegung ist ein Zusammenspiel, das sich aus der Beweglichkeit der einzelnen Wirbel und der Dehnbarkeit und Stärke der ansetzenden Muskulatur, der Faszien und Bänder ergibt.

- Die sogenannte Flexion am Wirbel entsteht durch das Nach-vorn-Beugen des Kopfes.
- Die sogenannte Extension ist Folge des Nach-hinten-Neigens des Kopfes. Die Seitneigung der Wirbel erreicht man, indem man das Ohr auf einer Seite zur Schulter bringt.
- Die Rotation bezeichnet das Drehen des Kopfes wie beim Schulterblick. Die ausgeprägteste Rotation findet im zweiten Halswirbel, dem Axis, statt.

Die Bewegungen, die am häufigsten eingeschränkt beziehungsweise in der Bewegung mit Schmerz verbunden sind, sind die Seitneigung und die Rotation, auf die wir daher in den Übungen genauer eingehen werden.

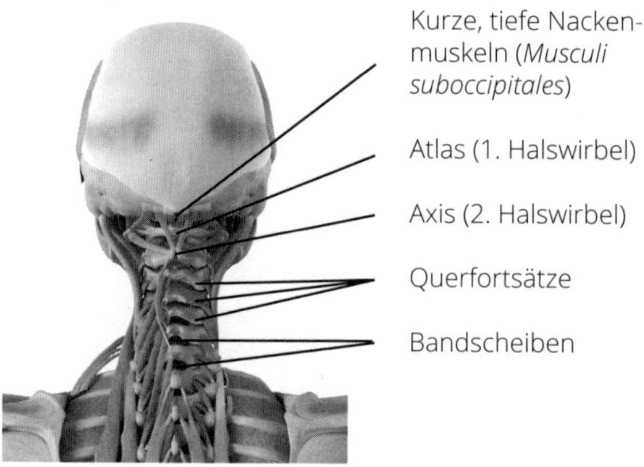

In der Tiefe sind die kurzen Nackenmuskeln und die Wirbel mit ihren seitlichen Querfortsätzen zu sehen. Diese Strukturen sind wesentlich an den Bewegungen der Halswirbelsäule beteiligt.

Überblick zu den wichtigsten Nackenmuskeln

Die wichtigsten Muskeln sind die kurzen Nackenmuskeln (suboccipitale Muskulatur). Deren Hauptaufgabe ist es, den Kopf und den oberen Nacken nach hinten zu neigen. Oft sind diese Muskeln durch Fehlhaltungen verkürzt – Fehlhaltungen werden durch die typische Computerhaltung mit nach vorn geschobenem, in den Nacken gezogenem Kopf hervorgerufen. Die kurzen Nackenmuskeln sind eine wichtige Schlüsselstelle für die Nerven der Kaumuskulatur – und damit der Stellung des Kiefers – sowie für die Spannung auf den Hirnhäuten. Diese Spannung beeinflusst auch die Sehkraft der Augen, da die versorgenden Nerven durch diese Hirnhäute laufen. Sehr oft ist diese kurze Muskulatur an aufsteigenden Kopfschmerzen beteiligt.

Der Kopfwendemuskel (*Musculus sternocleidomastoideus*) und die Treppenmuskeln (*Musculi scaleni*) sind die Hauptmuskeln, die die Halswirbelsäule drehen und auch neigen. Hervorzuheben ist hier, dass zwischen diesen Muskeln die versorgenden Nerven für die Muskulatur des gesamten Schulter-Arm-Bereichs aus der Halswirbelsäule austreten. Wie Sie hier beispielhaft gut sehen können, ist es schwierig, das Wissen zu einem Körperbereich in Abschnitte aufzuteilen, da alle Bereiche funktionell miteinander in Verbindung stehen.

Der Schulterheber (*Musculus levator scapulae*) und der Trapezmuskel (*Musculus trapezius*) sind ebenfalls an der Seitneigung der Halswirbelsäule beteiligt, aber genauso ziehen sie die Schulter nach oben. Da diese Muskeln an der oberen Halswirbelsäule und am Hinterkopf ansetzen, muss man bei Spannungen und Schmerzen in diesem Bereich auch an diese beiden Muskeln denken. Außerdem bewirkt eine erhöhte Spannung auf einer Seite, dass auch die Wirbel stärker auf diese Seite gezogen und gedreht werden.

Überblick zu den wichtigsten Kaumuskeln

Um das Öffnen, Schließen und alle anderen Bewegungen im Kiefergelenk zu ermöglichen, bedarf es gewisser Kräfte, die über die Kaumuskulatur erbracht werden. Man unterscheidet zwischen den oberflächlichen und den tiefen Kaumuskeln. Dabei sind zwei der oberflächlichen Kaumuskeln vor allen Dingen damit beschäftigt, den Mund zu schließen: Der Masseter, der stärkste Kaumuskel (*Musculus masseter*), ist der mächtigste Kaumuskel und arbeitet zusammen mit dem Schläfenmuskel (*Musculus temporalis*).

Die tiefen Kaumuskeln sind weniger kräftig als die oberflächlichen Kaumuskeln. Sie sind unter anderem auch am Mundschluss beteiligt, ermöglichen jedoch insbesondere die Öffnung und Seitverschiebung des Unterkiefers. Damit haben die tiefen Kaumuskeln einen wesentlichen Einfluss auf die Unterkieferstellung und damit auf die Kiefergelenke.

Nachdem Sie nun wissen, welche Strukturen auf welche Weise an Beschwerden im Kopf-Kiefer-Nacken-Bereich beteiligt sein können, kommen wir zur Umsetzung. Starten Sie mit den Tests und Übungen im Kartenset. Sind Sie bereit?

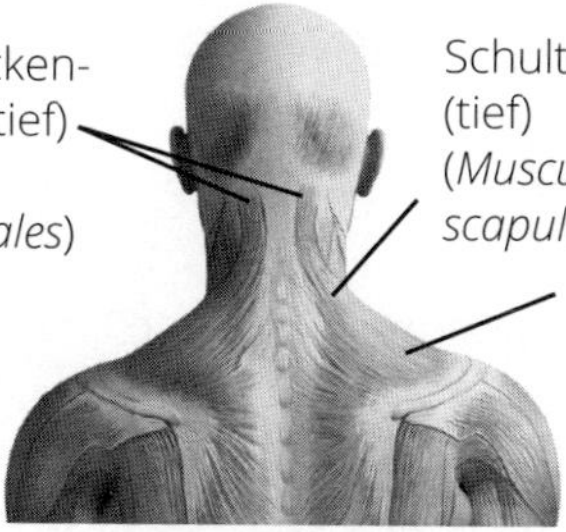

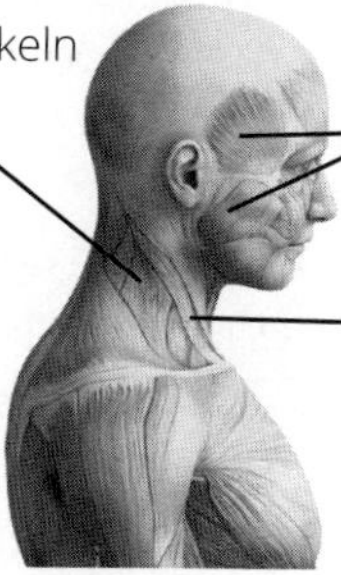

Die Abbildung zeigt die wichtigsten Nacken-, Hals- und Kaumuskeln von hinten und von der Seite.

Schulter, Schlüsselbein, Schulterblatt und Oberarm

Beschwerdebilder: Schulterschmerzen, Kalkschulter, Impingement-Syndrom, Frozen Shoulder, Brustschmerzen, myofasziales Schmerzsyndrom, Durchblutungs- und Nervenstörungen

Das Schultergelenk ist ein Kugelgelenk, das eine Gelenkkapsel besitzt und über mehrere Bänder gesichert ist. Es zeichnet sich durch seine große Bewegungsmöglichkeit in alle Richtungen aus. Gerade deshalb ist es aber auch recht anfällig für Verletzungen und Verschleiß wie Arthrose und Fehlspannungen in der Muskulatur – diese Fehlspannungen haben oft mit Fehlhaltung und Fehlbelastung zu tun, die durch einseitiges Arbeiten oder einseitigen Sport entstehen.

Das Schultergelenk besteht aus dem Schulterblatt und dem Oberarmknochen. Der gesamte Schultergürtel ist über viele Muskeln am Körperskelett befestigt und wird durch diese bewegt. Die sogenannte Rotatorenmanschette mit den Muskeln namens Obergrätenmuskel (*Musculus supraspinatus*), Untergrätenmuskel (*Musculus infraspinatus*), kleiner Rundmuskel (*Musculus teres minor*) und Unterschulterblattmuskel (*Musculus subscapularis*) ist auch zur Stabilisierung von übergeordneter Bedeutung. Aber auch der kleine und große Brustmuskel (*Musculus pectoralis minor/major*), der Schulterheber (*Musculus levator scapulae*) und insbesondere der Trapezmuskel (*Musculus trapezius*) mit seinen häufigen Triggerpunkten sind wichtige Spieler im Schultergürtelsystem.

Eine gelenkige Verbindung zum Körper besteht allein über das Schlüsselbein, weshalb dieses in eine Behandlung integriert werden sollte. Das Schlüsselbein setzt vorn am Brustbein an, sein hinteres Ende ist mit dem Ende der Gräte des Schulterblatts verbunden.

- Unter dem Schlüsselbein laufen alle Nerven des Nervengeflechts *Plexus brachialis* durch. Dieses werden wir beim »Körperbereich Handgelenk und Hand« auf Seite 58 besprechen.
- Zudem sind die Gefäße, die das Blut zum Schädel und zurück zum Herzen leiten, unter dem Schlüsselbein zu verorten. Hier liegen sowohl die versorgenden Gefäße (Arterien) als auch die ableitenden Gefäße (Venen).
- Des Weiteren befindet sich der Sammelpunkt des Lymphsystems unter dem Schlüsselbein, von dort aus entleert es sich in das venöse System und die Lymphe fließt zum Herzen.

Da sich so viele wichtige Strukturen unter dem Schlüsselbein hindurchziehen, ist es sehr wichtig, hier auszugleichen, auch wenn man an diesem Knochen selbst keine Probleme wahrnehmen kann. Ist das Schlüsselbein durch zu viel Spannung an den Körper herangezogen, erkennen Sie das besonders an folgenden Symptomen: Nervenausfälle oder Kribbeln in den Fingern, Blutrückstau in den Arm mit dicken gestauten rot-bläulichen Fingern, Blutrückstau in den Schädel mit einem roten Dekolleté.

Für Menschen mit Lymphproblemen, die sich durch vermehrte Wassereinlagerung in den Beinen, unter den Augen sowie an vielen anderen Stellen äußern, sind die Spannungen rund um das Schlüsselbein die Stelle, die am Schultergürtel zentral behandelt werden sollte. Lösen Sie hierfür zuerst die Spannungen am Schlüsselbein, bevor Sie zur Übung für das Zwerchfell gehen.

Nachdem Sie nun wissen, welche Strukturen auf welche Weise an Beschwerden im Schulterbereich beteiligt sein können, kommen wir zur Umsetzung. Starten Sie mit den Tests und Übungen im Kartenset. Sind Sie bereit?

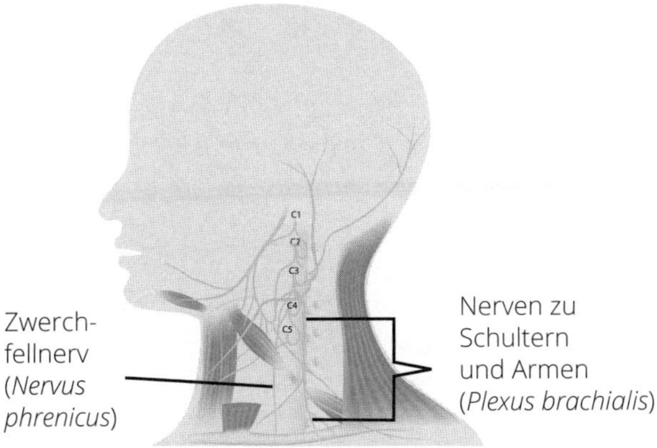

Das Nervengeflecht Plexus brachialis *ist von großer Bedeutung, da alle Nerven des Schulter-Arm-Bereichs daraus entspringen.*

Ellenbogen und Unterarm

Beschwerdebilder: Tennisarm, Golferellenbogen, allgemeiner Muskelschmerz, Bewegungseinschränkungen im Arm

Der Abschnitt rund um das Ellenbogengelenk ist etwas komplexer, da hier eigentlich zwei Gelenke betrachtet werden müssen – zuerst einmal das echte Ellenbogengelenk, das aus Ober- und Unterarm gebildet wird und ein Scharniergelenk ist. Das bedeutet, dass nur zwei Bewegungen möglich sind, nämlich das Strecken und Beugen des Unterarms. Da viele Muskeln an diesen Bewegungen beteiligt sind, gehen wir nicht im Einzelnen auf alle ein, da diese Informationen für unsere Übungen im Anschluss auch nicht weiter wichtig sind. Es ist aber dennoch gut zu wissen, dass alle Muskeln auf der Oberarminnenseite, insbesondere der zweiköpfige Oberarmmuskel (*Musculus biceps brachii*), die Beugung des Unterarms bewirken und der dreiköpfige Oberarmmuskel (*Musculus triceps brachii*) auf der Rückseite des Oberarms die Streckung im Ellenbogen verantwortet.

Die Drehung im Unterarm findet im zweiten Gelenk statt, dem Radioulnargelenk. In dieses laufen die Elle und die Speiche des Unterarms. Hier ist das

Auswärtsdrehen möglich, wobei die Handfläche in der Bewegung Richtung Decke wandert (Supination). Bei dem ebenso hier verorteten Einwärtsdrehen wandert die Handfläche in der Bewegung Richtung Boden (Pronation).

Nachdem Sie nun wissen, welche Strukturen auf welche Weise an Beschwerden im Ellenbogen und Unterarm beteiligt sein können, kommen wir zur Umsetzung. Starten Sie mit den Tests und Übungen im Kartenset. Sind Sie bereit?

Handgelenk und Hand

Beschwerdebilder: Karpaltunnelsyndrom, Gefühlsstörungen und Durchblutungsprobleme in den Fingern

Bei den Übungen haben wir uns auf das häufigste Problem der Hand beschränkt, das Karpaltunnelsyndrom, bei dem der *Nervus medianus*, der auf der Innenseite des Unterarms verläuft, beteiligt ist. Der Karpaltunnel ist eine tunnelartige, von Bändern umschlossene »Röhre« auf der Handflächenseite des Unterarmes, die sich bis zu den Handwurzelknochen hinunterzieht. Durch diesen Tunnel laufen alle Beugesehnen der Finger und auch der *Nervus medianus*.

Der Nerv hat seinen Ursprung in der Halswirbelsäule. Wie schon im Bereich Schulter beschrieben (Seite 52), tritt der *Plexus brachialis*, der ein Nervengeflecht aus mehreren Nerven ist, aus der unteren Halswirbelsäule aus. Er läuft unter dem Schlüsselbein entlang und verzweigt sich dann unter der Achsel. Von dort ziehen sich die unterschiedlichen Nerven zu ihrem Versorgungsgebiet in den Schultern, an den Armen und den Händen. Der Nerv steuert motorisch die Muskulatur an, was sich in einer Muskelanspannung und Muskelaktion äußert. Zudem steuert er sensibel die Haut an, was uns den Gefühlssinn auf der Haut gibt. Auf der Basis des Schmerzmusters kann ein Neurologe oder auch Osteopath seine Diagnose erstellen und erkennt, welcher Nerv betroffen ist. Sensibilitätsstörungen wie Kribbeln, Taubheit oder Missempfindungen machen dies ebenfalls möglich.

Das Karpaltunnelsyndrom wird in der Medizin als ein Kompressionssyndrom des *Nervus medianus* verstanden, das bedeutet, dass hier ein Zuviel an Druck auf den Nerv wirkt und dies zu dessen typischen Ausfällen auf der Handflächenseite führt. Betroffen sind der erste (Daumen) bis dritte Finger. Kribbeln, Taubheit oder Schmerz können damit einhergehende Symptome sein. Der Ringfinger ist nur an der Innenseite betroffen und der kleine Finger weist gar keine Symptome auf.

Nachdem Sie nun wissen, welche Strukturen auf welche Weise an Beschwerden im Handbereich beteiligt sein können, kommen wir zur Umsetzung. Starten Sie mit den Tests und Übungen im Kartenset. Sind Sie bereit?

Wirbelsäule

Beschwerdebilder: Wirbelblockaden, Bandscheibenprobleme, Hexenschuss, Skoliose, Hohlkreuz, Rückenschmerzen, muskuläre Verspannungen, Atemprobleme, Leistenschmerzen

An die Halswirbelsäule, die wir bereits ab Seite 46 beschrieben haben, schließt die Brustwirbelsäule mit ihren zwölf Wirbeln und den dazwischen befindlichen Bandscheiben an. Über Gelenke sind an den Wirbelkörpern die Rippen befestigt, die nach vorn zum Brustbein laufen. Durch die Rippen wird die Brustwirbelsäule zum unbeweglichsten Teil der Wirbelsäule. Wie die Halswirbelsäule kann man auch die Brustwirbelsäule nach vorn beugen und nach hinten strecken, zur Seite neigen und auch drehen. Die Brustwirbelsäule ist durch ihre natürliche Krümmung nach hinten (Kyphose) weniger anfällig für Bandscheibenprobleme. Aber oft sitzen dort muskuläre Verspannungen zwischen den Schulterblättern, die häufig von Wirbelblockaden herrühren. Wirbelblockaden können durch verschiedene Faktoren entstehen:

- durch eine einseitige muskuläre Belastung
- durch einen Beckenschiefstand, bei dem der Körper zum Ausgleich in der Wirbelsäule eine Skoliose, also eine frontal betrachtete S-Form

der Wirbelsäule, entwickelt (dies geschieht vor allem, wenn der Beckenschiefstand schon im Kindes- und Jugendalter vorhanden war)

- durch eine Fehlspannung auf den Hirnhäuten, die im weiteren Verlauf den gesamten Wirbelkanal auskleiden – meist sind hierbei mehrere Wirbel zusammen betroffen
- durch Verdauungsorgane, zum Beispiel, wenn die Leber mehr gefordert ist, als sie Leistung bringen kann, oder vermehrt Blähungen vorhanden sind. Die Probleme im Verdauungsorgan werden über ihre fasziale Aufhängung und über die nervale Ansteuerung an die Wirbelsäule übertragen und verursachen so Wirbelblockaden meist an einzelnen Wirbeln.

Bei Beschwerdebildern auch das Zwerchfell bedenken

Beschwerdebilder im Wirbelsäulenbereich können auch im Zusammenhang mit dem Zwerchfell stehen. Das Zwerchfell setzt an den unteren Rippen, der Brustwirbelsäule und dem Brustbein an und ist wie eine Kuppel oder ein Zelt innen aufgespannt. Es liegt nahe, dass sich Atemprobleme wie Kurzatmigkeit, Asthma oder starker Husten auf alle Strukturen auswirken können, an denen das Zwerchfell befestigt ist. Natürlich kann auch umgekehrt das Zwerchfell über Blockaden oder Fehlstellungen der Wirbel oder der Rippen gestört sein. So beschreiben Patienten oft einen Schmerz, der sich von der Brustwirbelsäule bis nach vorn in die Rippen oder ins Brustbein zieht, was die Einatmung erschweren kann.

Nach der Brustwirbelsäule kommt die Lendenwirbelsäule mit ihren etwas größeren fünf Wirbeln und ihren Bandscheiben. Auch die Lendenwirbelsäule kann sich nach vorn beugen und nach hinten strecken, welches hier die Hauptbewegungen sind. Die Beuge-Streck-Bewegung ist dabei wesentlich größer als in der Brustwirbelsäule, hauptsächlich, weil im Lendenbereich keine Rippen mehr ansetzen. Das Drehvermögen zu beiden Seiten ist in der Lendenwirbelsäule im Vergleich zu den anderen beiden Bewegungen am geringsten. Allerdings hat auch das Zur-Seite-Neigen hier einen wesentlich größeren Bewegungsumfang als in der Brustwirbelsäule.

In der Lendenwirbelsäule entstehen wohl mit Abstand am meisten Probleme durch ihre natürliche Krümmung nach vorn, der Lordose. Letztlich muss das ganze Gewicht des Oberkörpers auf der Lendenwirbelsäule getragen werden. Ist die Lordose verstärkt, entsteht ein Hohlkreuz, was einen steilen Winkel am Übergang von der Lendenwirbelsäule zum Kreuzbein entstehen lässt und auch die Bandscheiben einseitig komprimiert. Über längere Zeit verlieren die Bandscheiben dadurch ihre Elastizität und es kommt leichter zu einem Bandscheibenproblem. Während bei einer Bandscheibenvorwölbung (Protrusion) die Bandscheibe lediglich zwischen den Wirbelkörpern herausgedrückt wird, ist bei einem Bandscheibenvorfall (Prolaps) der Faserring der Bandscheibe geplatzt und die gallertartige Masse aus dem Inneren der Bandscheibe tritt heraus. Dabei können Nervenwurzeln gereizt werden, was zu Rückenschmerzen und Ausstrahlungen ins Bein führt.

Beim Hexenschuss sind die Bandscheiben in Ordnung, aber es können durch die hohen muskulären und faszialen Spannungen genauso die Nerven komprimiert werden und zu den typischen Symptomen des ausstrahlenden Beinschmerzes führen. Zwischen den unteren Lendenwirbeln und aus dem Kreuzbein tritt der *Plexus lumbosacralis* aus, ein Nervengeflecht, das die gesamten Beine und das Becken mit Nerven versorgt, die sowohl für die Bewegung als auch Gefühlsempfindungen verantwortlich sind. Der wohl bekannteste Nerv ist hier der Ischiasnerv, der so dick wie ein Finger ist. Er verläuft hinten am Gesäß nach unten, weiter über das Bein bis schließlich zum Fußrücken. Ist der Nerv eingeengt, kommt es zu Schmerzen im Gesäß und am unteren Rücken. Auch ein Kribbeln beziehungsweise eine Taubheit in der Wade oder im Fuß ist möglich. In vielen Fällen können auch diese Beschwerden über eine Entspannung der verhärteten Muskeln und Faszien sowie die folgend beschriebenen Übungen behandelt werden. Falls Sie die eben beschriebenen Symptome haben, lassen Sie sie dennoch vorsorglich bitte bei einem Orthopäden oder Neurologen abklären. Wie stark der Nerv beeinträchtigt ist, kann nur durch Tests wie bildgebende Verfahren und Messungen der Nervenleitgeschwindigkeit geklärt werden.

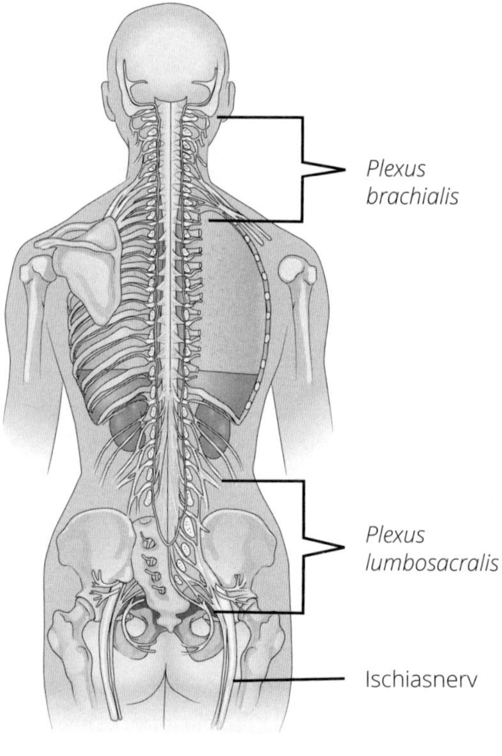

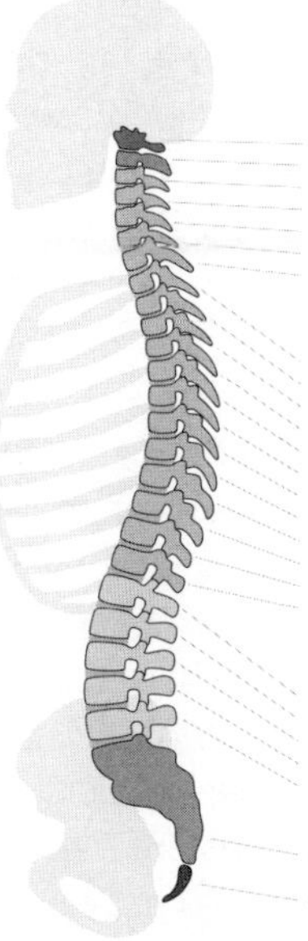

	Halswirbel	
C 1	Atlas	Kopf, Gehirn, Innen- und Mittelohren
C 2	Axis/Dreher	Gehörnerven, Nebenhöhlen, Augen, Zunge
C 3	3. Halswirbel	Zähne, Wangen, Außenohren
C 4	4. Halswirbel	Nase, Mund, Lippen, Eustachische Röhre
C 5	5. Halswirbel	Rachen, Stimmbänder
C 6	6. Halswirbel	Schultern, Nacken, Mandeln
C 7	7. Halswirbel	Schilddrüse, Ellenbogen
	Brustwirbel	
Th 1	1. Brustwirbel	Luftröhre, Speiseröhre, Unterarme, Finger
Th 2	2. Brustwirbel	Herz
Th 3	3. Brustwirbel	Lungen, Brustkorb, Brust
Th 4	4. Brustwirbel	Gallenblase
Th 5	5. Brustwirbel	Leber, Blutzirkulation, Solarplexus
Th 6	6. Brustwirbel	Magen
Th 7	7. Brustwirbel	Bauchspeicheldrüse, Zwölffingerdarm
Th 8	8. Brustwirbel	Milz
Th 9	9. Brustwirbel	Nebennieren
Th 10	10. Brustwirbel	Nieren
Th 11	11. Brustwirbel	Harnleiter
Th 12	12. Brustwirbel	Dünndarm, Lymphkreislauf
	Lendenwirbel	
L 1	1. Lendenwirbel	Dickdarm, Leistengegend
L 2	2. Lendenwirbel	Unterleib, Blinddarm, Oberschenkel
L 3	3. Lendenwirbel	Blase, Sexualorgane, Knie
L 4	4. Lendenwirbel	Ischiasnerven, Prostata
L 5	5. Lendenwirbel	Unterschenkel, Füße
S 1	**Kreuzbein**	Hüfte, Gesäß
S 2	**Steißbein**	Rektum, Anus

Die Abbildung zeigt die komplette Wirbelsäule mit den Segmenten, aus denen die Nerven austreten, die den gesamten Körper versorgen, sowohl die Muskeln als auch die Organe.

Überblick zu den wichtigsten Muskeln

Nachdem wir die Wirbelsäule besprochen haben, sehen wir uns noch zwei Muskeln an, die an der Wirbelsäule ansetzen und wichtig für deren Funktionalität sind. Der Hüftbeugemuskel *(Musculus iliopsoas)* hat seinen Ursprung an der Lendenwirbelsäule und ihren Bandscheiben sowie am inneren Beckenkamm und verläuft hinunter zur Innenseite des Oberschenkels. Er zieht den Oberschenkel an und beugt den Rumpf in der Hüfte nach vorn.

Ein Hohlkreuz kann durch zu viel Spannung in der Rückenmuskulatur zustande kommen, aber es kann sich überdies auch durch zu viel Spannung im Hüftbeugemuskel entwickeln, und dadurch entsteht von vorn ein erhöhter Zug auf die Wirbelsäule. Ist der Hüftbeugemuskel über längere Zeit in erhöhter Spannung und Verkürzung – wie dies in der sitzenden Position der Fall ist –, kann das auf mehrere Strukturen Auswirkungen haben. Zum Beispiel liegt auf der rechten Körperseite der Übergang des Dünndarms zum Dickdarm in unmittelbarer Nähe zum Hüftbeugemuskel. Dieser Darmübergang kann dann oft auch eine zu hohe Spannung entwickeln und die Darmpassage behindern. Außerdem spielt der Hüftbeugemuskel durch seinen Ansatz an den Bandscheiben und Wirbelkörpern der Lendenwirbelsäule eine entscheidende Rolle bei Rückenschmerzen aller Art – vor allem bei einem Hexenschuss oder auch einem Bandscheibenvorfall. Er ist derjenige Muskel, an den man als Erstes denkt, wenn Schmerzen im Rücken beim Liegen oder nach dem Aufwachen vorhanden sind. Außerdem arbeitet das Zwerchfell in Abhängigkeit mit diesem wichtigen Hüftbeugemuskel, was zu Atemproblemen oder Schmerzen im Brustbereich führen kann. Zudem gleitet die Niere im Sinne der Organbeweglichkeit auf dem Hüftbeuger. Mit jeder Einatemphase gleitet sie circa drei Zentimeter nach unten und in der Ausatmung wieder nach oben. So können wir über die Entspannung des Hüftbeugemuskels einen direkten Einfluss auf alle Nierenleiden nehmen. Und nicht zuletzt wird besonders dem Hüftbeugemuskel durch seine hohe Nervendichte die Speicherung emotionaler Erfahrungen zugesprochen. Denn jegliche Erfahrungen, insbesondere emotional belastende, werden im sogenannten Zellgedächtnis körperlich abgespeichert.

Auch der quadratische Lendenmuskel *(Musculus quadratus lumborum)* hat durch seine Nähe zum Zwerchfell Einfluss auf dessen Beweglichkeit. Er setzt ebenfalls an der Lendenwirbelsäule und der untersten Rippe an und zieht zum hinteren Beckenkamm. Einerseits neigt er den Rumpf zur Seite, andererseits hilft er bei der Streckung der Lendenwirbelsäule nach hinten. Er steht wie der Hüftbeuger oft mit unterschiedlichen Rückenproblemen in Verbindung.

Nachdem Sie nun wissen, welche Strukturen auf welche Weise an Beschwerden im Wirbelsäulenbereich beteiligt sein können, kommen wir zur Umsetzung. Starten Sie mit den Tests und Übungen im Kartenset. Sind Sie bereit?

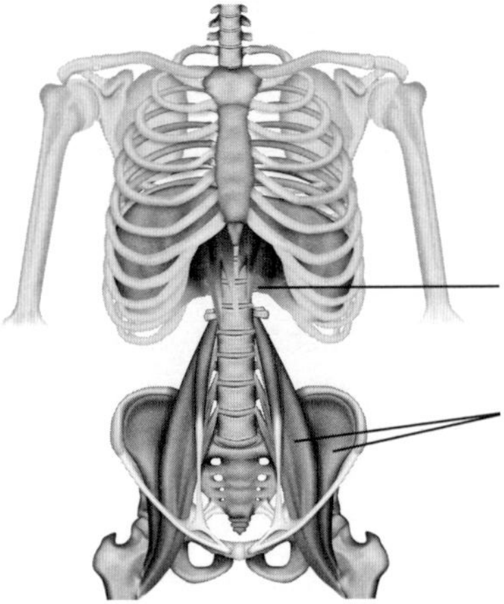

Der Hüftbeugemuskel verläuft von der Lendenwirbelsäule und dem inneren Beckenrand zur Innenseite des Oberschenkels. Er ist bedeutsam für die Wirbelsäulendynamik.

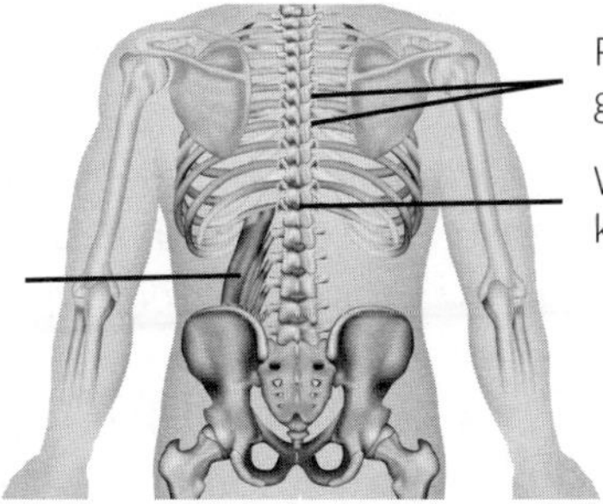

Der quadratische Lendenmuskel verläuft von der Lendenwirbelsäule und der letzten Rippe zum Beckenkamm. Untere Rückenschmerzen stehen oft auch mit diesem Muskel in Verbindung.

Becken und Hüfte

Beschwerdebilder: Hüftgelenkschmerzen, ISG-Blockade, Hüftschnappen, Beckenschiefstand, Piriformis-Syndrom

Das Becken besteht ursprünglich aus drei einzelnen Knochen. Ab dem Alter von etwa 13 Jahren sind diese beim Menschen komplett miteinander verwachsen. Der hintere Teil der beiden Beckenschaufeln bildet mit dem Kreuzbein ein Gelenk auf jeder Seite, das Kreuz-Darmbein-Gelenk (Iliosakralgelenk oder ISG), wobei das Kreuzbein zwischen den beiden Beckenschaufeln sitzt. Das Iliosakralgelenk ist wichtig, denn es gleicht die Kraft, die zwischen diesen beiden Knochen beim Laufen entsteht, aus.

Physiologisch muss das Becken beim Gehen nach vorn und hinten kippen können, je nachdem, welches Bein das Schwungbein ist. Das Becken führt dabei eine gekoppelte Bewegung beim Gehen aus, das heißt, es geschehen mehrere Bewegungen gleichzeitig: Das Becken vom Standbein kippt nach vorn, dreht nach innen und kippt oben nach außen ins sogenannte »Outflare« – das heißt, die Beckenschaufel öffnet sich im oberen Iliosakralgelenk. All das passiert auf verschiedenen Achsen. Das Becken vom Schwungbein bewegt sich genau andersherum, es kippt nach hinten, rotiert nach außen und kippt oben nach innen ins sogenannte »Inflare« – das heißt, die Beckenschaufel öffnet sich im unteren Iliosakralgelenk.

In der Osteopathie haben wir für jede dieser Bewegungen einen eigenen Test. Für unser Buch wäre es allerdings viel zu komplex, auf all diese Tests einzugehen. Überdies ist es auch nicht vonnöten, da die Bewegungen letztlich meist zusammen blockiert sind. Das bedeutet, dass das Becken eine der beiden gekoppelten Bewegungen meist gut ausführen kann, sich jedoch in die entgegengesetzte gekoppelte Bewegung nicht so gut oder gar nicht bewegen kann. Sie fragen sich bestimmt, wie so eine Blockade entstehen kann. Dafür gibt es viele Gründe, die wichtigsten sind:

- Verletzungen zum Beispiel am Sprunggelenk,
- Hüftgelenk- oder Knieoperationen,
- ein anatomisch kürzeres Bein,
- einseitig verspannte oder verkürzte Muskeln am Becken selbst, wie beispielsweise der birnenförmige Muskel *(Musculus piriformis)* oder der vierköpfige Oberschenkelmuskel *(Musculus quadriceps).*

Im Grunde kann jeder Muskel, der am Becken ansetzt und eine Fehlspannung aufweist, eine Blockade im Becken verursachen. Außerdem muss man an Blockaden des Kiefergelenks und an Fehlspannungen auf den Schädelfaszien denken. Denn wie bereits im craniosacralen Teil ab Seite 42 beschrieben, gehen die Hirnhäute innen in der Wirbelsäule weiter und bilden den Duralschlauch, der am Kreuzbein ansetzt und so auch dieses mit in eine Blockade zieht. Auch die inneren Organe haben über ihre faszialen Anheftungen an der Rückwand und der Wirbelsäule, die wiederum mit dem Becken in Verbindung stehen, einen Einfluss auf das Iliosakralgelenk. Das Iliosakralgelenk wird sogar in Fachkreisen als »Mülleimer« der Organe bezeichnet, da es oft das leidtragende Gelenk ist.

Wie Sie sehen werden, nehmen der Abschnitt über das Becken sowie das zugehörige Test- und Übungsprogramm vergleichsweise viel Raum in diesem Ratgeber ein. Das ist der Wichtigkeit dieses Bereiches für die Gesundheit geschuldet. Lassen Sie uns hierfür die Auswirkungen auf den ganzen Körper ansehen, um die zentrale Rolle des Beckens zu verstehen.

Wie bereits beschrieben, sollte sich das Becken frei in beide Richtungen bewegen können. Kann es das nicht, bleibt eine Beckenschaufel in einer Bewegung hängen, wie zum Beispiel in der Vorwärtskippung –

das ist im Übrigen der häufigste Befund im Becken. Durch die Unfähigkeit des Beckens, sich dann nach hinten zu bewegen, wird dieses Bein physiologisch länger im Vergleich zur anderen Seite, da der Oberschenkelkopf im Hüftgelenk weiter nach unten gedrückt wird. Allerdings ist es für unseren Körper essenziell wichtig, auf einer gleichen Höhe zu stehen. Über die Füße wird das Gleichgewichtsempfinden bis hin zum Gleichgewichtsorgan im Mittelohr übertragen. Sind die Beine unterschiedlich lang, unternimmt der Körper eine Menge Maßnahmen, dass zumindest der Schädel gerade oben aufsitzt. Kompensatorische Maßnahmen des Körpers sind:

- die typische Skoliose in der Wirbelsäule (S-Formen),
- Blockierungen in Wirbelgelenken,
- der Schulterhochstand auf einer Seite,
- Halswirbelsäulenblockaden wie ein Atlasschiefstand und
- Fehlzüge auf den Verdauungsorganen, wie zum Beispiel eine offene Ileozäkalklappe (diese Klappe ist der Übergang vom Dünndarm in den Dickdarm).

Aber nicht nur nach oben wirkt sich so ein Beckenschiefstand aus, nein, auch das gesamte Bein geht in eine Kompensation, wobei sich der Ober- und Unterschenkel leicht gegeneinander verdrehen, um die Fehlbelastung des Hüftgelenks auszugleichen. Dazu kommt, dass meist ebenfalls das Knie mit betroffen ist und unter der Fehlbelastung leidet. Auch das obere Sprunggelenk blockiert, um der Fehlbelastung des Unterschenkels entgegenzuwirken.

Wie Sie sehen, wird so gut wie jede Struktur im Körper durch einen Beckenfehlstand beschäftigt. Deshalb wird in der osteopathischen Praxis das Becken immer mit untersucht und behandelt, selbst wenn es um Probleme in einem ganz anderen Körperbereich geht.

Bis jetzt haben wir uns nur angesehen, was passiert, wenn eine Seite des Beckens in der Kippung nach vorn blockiert ist. Es ist aber auch möglich, dass beide Becken nach vorn kippen und dort blockiert sind. Jedoch gibt es immer eine Seite, die stärker belastet ist, weswegen wir diesen Fall hier im Buch ebenso zu einem Beckenschiefstand zählen. Auch hier findet sich ein längeres und ein kürzeres Bein und es greift alles, was zum Beckenschiefstand beschrieben wurde, genauso, nur dass der Körper nicht ganz so viel ausgleichen muss.

Das Hüftgelenk

Das Hüftgelenk leidet genauso unter einem Beckenschiefstand wie der restliche Körper. Wir hatten bereits beschrieben, dass der Oberschenkelkopf bei einer Vorwärtskippung im Becken nach unten gedrückt wird und das Bein dadurch länger wird. Nun wird der Oberschenkelkopf aber nicht nur nach unten gedrückt, sondern rutscht in der Gelenkpfanne auch in den vorderen oberen Bereich, wo ein Fehlkontakt am Knorpel entsteht. Man kann das oft durch ein Knacken hören, wenn man mit dem Bein ausladende Kreisbewegungen macht. Dass dieser Fehlabrieb über längere Zeit zu Arthrose im Hüftgelenk führen kann, ist naheliegend. Genauso muss hier betont werden, dass die meisten Hüftoperationen vermieden werden könnten, würde man das Becken und die Hüfte frühzeitig behandeln.

Zwei wichtige Muskeln sind an dieser Fehlstellung in der Hüfte immer beteiligt, da sie sich automatisch verkürzen, um dem Gelenk mehr Stabilität zu geben: der mittlere Gesäßmuskel *(Musculus glutaeus medius)* und der Schenkelbindenspanner *(Musculus tensor fasciae latae).* Ersterer ermöglicht eine Seitwärtsöffnung des Beins, also die Abduktion, sowie – über den vorderen Anteil des Muskels – eine

Drehung des Beins nach innen. Der Schenkelbindenspanner ist ebenfalls an der Abspreizung des Oberschenkels beteiligt. In der Übungsreihe für das Becken haben wir diese beiden Muskeln bei der blockierten Vorwärtskippung berücksichtigt.

Ein anderer wichtiger Muskel, den wir hier noch erwähnen wollen, ist der birnenförmige Piriformis-Muskel *(Musculus piriformis)*. Er verläuft tief im Gesäß vom Kreuzbein bis zum Oberschenkel und dreht den Oberschenkel bei Anspannung nach außen. Unter dem Piriformis zieht sich der Ischiasnerv hindurch, was bei einer Fehlspannung zu den typischen Symptomen einer Ischialgie – oder umgangssprachlich einfach nur Ischias – führen kann. Das sind ein Kribbeln oder Schmerzen im Gesäß, die typischerweise im Bein von der Wade bis zu den Zehen ausstrahlen. Beim sogenannten Piriformis-Syndrom kann es auch zu Schmerzen im unteren Rücken kommen. Auch wenn der Piriformis selbst die Ischialgie nicht verursacht, ist der Piriformis-Muskel meistens bei solchen Beschwerden mitbeteiligt und muss entspannt werden.

Nachdem Sie nun wissen, welche Strukturen auf welche Weise an Beschwerden im Becken und damit verbundenen Bereichen beteiligt sein können, kommen wir zur Umsetzung. Starten Sie mit den Tests und Übungen im Kartenset. Sind Sie bereit?

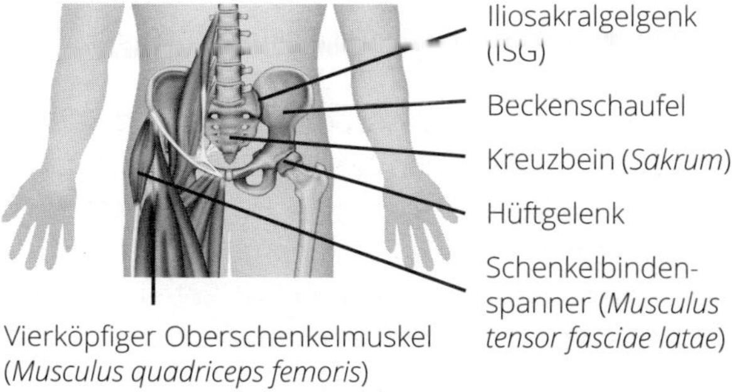

Das Bild zeigt die Beckenschaufel mit dem Hüftgelenk und den wichtigen Psoasmuskel, der stark an der Wirbelsäulendynamik beteiligt ist.

Info: Beckenschiefstand – das klassische Verständnis

In der klassischen Sichtweise versteht man unter einem Beckenschiefstand, dass eine Beckenseite nach vorn kippt und die andere nach hinten blockiert ist. Hier ist der Unterschied der Beinlängen oder der Höhen der Beckenkämme am größten und der Körper muss am meisten ausgleichen.

Oberschenkel und Knie

Beschwerdebilder: Muskelhartspann, Patellaspitzensyndrom, Läuferknie, Meniskus- und Bänderschäden, Kniegelenkarthrose

Das Kniegelenk wird aus Oberschenkel und Schienbein gebildet. Mit seinen zwei großen Gelenkflächen ist es ein Scharniergelenk. Die Hauptbewegungen im Kniegelenk sind die Beugung und die Streckung des Unterschenkels. Auch kleine Rotations- und Verschiebebewegungen sind möglich.

Das Knie

Auf den Gelenkflächen zwischen den beiden Knochen des Kniegelenks sitzen ein innerer und ein äußerer Meniskus. Die Menisken haben die Aufgabe, das Gelenk durch ihre Stoßdämpferfunktion zu entlasten und den Gelenkknorpel zu schützen, indem sie die Last im Gelenk besser verteilen. Die inneren Kreuzbänder sowie die äußeren Seitenbänder geben dem Kniegelenk Stabilität und halten die gelenkbildenden Knochen in der Bewegung auf der richtigen Achse fixiert. Außerdem beschränken die Kreuzbänder die Überstreckung im Kniegelenk. Haben diese Bänder nicht mehr genügend Halt und sind überdehnt, kommt eine Überstreckung des

Unterschenkels zustande, was in Medizinkreisen als hyperextendiertes Knie bezeichnet wird. Meist ist ein solches die Folge einer Fehlhaltung, die bereits im Kindes- und Jugendalter vorhanden war. Beim Stehen und Laufen im Hohlkreuz kippt das Becken beidseits nach vorn, wodurch die Knie maximal überstreckt werden. Bereits in jungen Jahren müsste man also die Haltung korrigieren, denn leider können sich Bänder, die erst einmal über einen längeren Zeitraum überdehnt wurden und somit verlängert sind, nicht wieder verkürzen. Das erlaubt ihre Beschaffenheit aus derbem Fasziengewebe nicht. Aber man kann durch die Korrektur des Schienbeins das Gelenk wieder in eine bessere Position bringen und somit den Dauerstress auf die Kreuzbänder minimieren. Die Problematik liegt hier darin, dass das Schienbein im Vergleich zum Oberschenkelknochen zu weit nach hinten verschoben ist.

Die Menisken können ebenfalls durch eine Beckenfehlstellung belastet sein. Entweder wird dann ein erhöhter Druck auf den inneren oder auf den äußeren Meniskus gebracht. Lesen Sie hierfür noch einmal den Abschnitt zum Becken ab Seite 70. Setzen Sie sich dann die Übungen für das Becken aufs Programm, bevor Sie zum Knie selbst kommen. Besteht bereits seit Längerem das Problem, dass durch eine Beckenfehlstellung Druck auf die Menisken gegeben wird, können verschleißbedingte Meniskusschäden entstehen. Ein Meniskusriss entsteht oft durch eine exzessive Bewegung oder abruptes Stoppen, das man etwa beim Fußball oder Squash findet. In der Folge ist häufig eine Knieoperation nötig, und zwar dann, wenn durch konservative Methoden wie Ruhigstellen und Kühlen sowie im weiteren Verlauf mit Muskelaufbau und Physiotherapie nicht die gewünschten Erfolge erzielt werden. In der Osteopathie können wir allerdings einiges bewirken, um die Heilung voranzutreiben oder den degenerativen Prozess zu stoppen.

Auch Schmerzen im Knie beim Laufen oder Treppensteigen sind ein Symptom einer Fehlbelastung am Knie oder einer Fehlspannung der dort ansetzenden Muskeln und Faszien, auf die wir gleich im Anschluss eingehen werden. Ein Reißen der Kreuzbänder oder das Überdehnen der Seitenbänder hängt mit der Problematik zusammen, die bereits bei den Menisken beschrieben wurde.

Die Kniescheibe

Nachdem wir uns das Kniegelenk angeschaut haben, kommen wir zur Kniescheibe. Sie sitzt oben auf dem

Kniegelenk auf und ist in die Sehne des vierköpfigen Oberschenkelmuskels *(Musculus quadriceps)* eingebettet. Die Kniescheibe sorgt für ein reibungsloses Beugen und Strecken des Unterschenkels und gleitet in ihrer Rinne dabei auf und ab. Am häufigsten entsteht Arthrose an der Kniescheibe, also ein degenerativer Knorpelabrieb, wenn sie zu stark an das Kniegelenk gedrückt wird – dies geschieht bei zu viel Spannung im vierköpfigen Oberschenkelmuskel. Ist das der Fall, kann man ein Reiben in der Bewegung hören oder auch spüren, wenn man die Hand auf die Kniescheibe legt.

Natürlich kann es auch im Kniegelenk selbst zu Arthrose kommen. Allerdings tritt dies wesentlich seltener auf, da hier noch die Menisken als weiterer Schutz dienen. Auch hier kommen die Faktoren einer Fehlbelastung im Kniegelenk mit einer Überbelastung durch zu exzessive Bewegung zusammen, bei sprungintensiven Sportarten oder beim Squash kann dies geschehen. Zudem ist Übergewicht hier ein wichtiger Faktor, da das Knie die ganze Extralast tragen muss und das Kniegelenk so zusätzlich belastet wird.

Nachdem Sie nun wissen, welche Strukturen auf welche Weise an Beschwerden im Knie und damit verbundenen Bereichen beteiligt sein können, kommen wir zur Umsetzung. Starten Sie mit den Tests und Übungen im Kartenset. Sind Sie bereit?

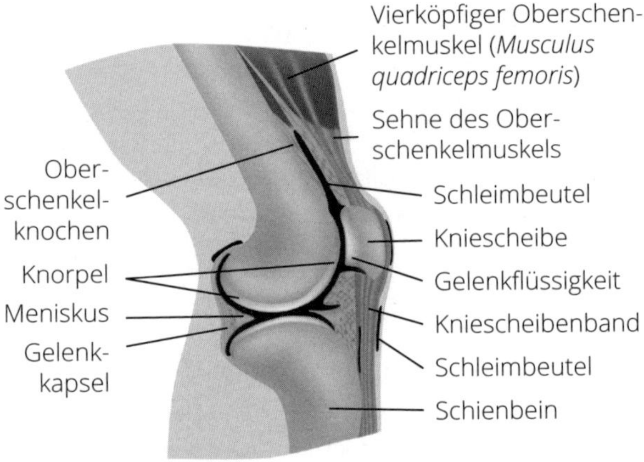

Das Bild zeigt die wichtigsten Strukturen rund um das Knie wie den vierköpfigen Oberschenkelmuskel, in den die Kniescheibe eingebettet ist.

Wade, Unterschenkel, Sprunggelenk und Fußgewölbe

Beschwerdebilder: Wadenkrämpfe, Achillessehnenverdickung/-reizung, Sprunggelenkarthrose, überdehnte Bänder, Muskelhartspann, Schmerzen im Sprunggelenk, Fersensporn, Plantarfasziitis, Hallux valgus

Die Hauptbewegungen im Fuß sind das Heranziehen an den Körper (Dorsalflexion) und das Wegstrecken vom Körper (Plantarflexion). Außerdem können wir kleine Drehbewegungen nach innen und außen im Gelenk machen. Das hieran beteiligte Sprunggelenk besteht aus zwei Gelenken: dem oberen und dem unteren Sprunggelenk.

Das obere Sprunggelenk

Das obere Sprunggelenk wird vom Schienbeinknochen und dem Sprungbein gebildet, das den Unterschenkel mit den Fußknochen verbindet. Das Wadenbein ist der dritte Knochen, der zum oberen Sprunggelenk gehört. Es setzt außen am Sprunggelenk an und wird dann zum äußeren Knöchel. Von dort läuft das Wadenbein auf der Außenseite des Unterschenkels nach oben und setzt unterhalb vom Knie am Schienbein an.

Das obere Sprunggelenk wird stabilisiert durch mehrere Bänder am inneren und äußeren Knöchel. Die Außenbänder werden öfter überdehnt, auch reißen sie nicht selten. Laut Statistik ist der Bänderriss einer der häufigsten Verletzungen, da es manchmal schon reicht, umzuknicken oder bei einem Sprung auf der Außenkante des Fußes zu landen. Die Gefahr einer Verletzung ist am größten beim Fußball und bei anderen Sportarten, bei denen die Füße erhöht belastet werden. Anfällig sind zudem Menschen, die hypermobil sind, die also über das normale Maß flexibel sind und dazu neigen, an mindestens drei Gelenken zu überstrecken – sie weisen oft eine allgemeine Bänderschwäche auf.

Das Sprunggelenk mit seinen Bändern ist hoher Verletzungsgefahr ausgesetzt, da es die ganze Körperlast tragen und ausgleichen muss. Mit einer häufigen Überdehnung oder mit mehrmals gerissenen Außenbändern geht oft eine Instabilität im Sprunggelenk einher. Neben dem Bänderriss können aus den gleichen Gründen auch andere Verletzungen wie ein verstauchter oder verrenkter Knöchel auftreten.

Im Sprunggelenk ist auch eine Arthrose möglich, wobei eine solche wesentlich seltener auftritt als beispielsweise im Knie oder Hüftgelenk. Das hat damit zu tun, dass der Knorpel im Sprunggelenk belastbarer ist und im Allgemeinen langsamer altert. Das ist auch der Grund, warum sich dort Arthrose durch einen chronisch-degenerativen Prozess weitaus seltener findet als Arthrose nach einem Knochenbruch mit Knorpelbeteiligung.

Das untere Sprunggelenk und die Waden

Das untere Sprunggelenk wird gebildet vom Fersenbein, dem Sprungbein und dem seitlich anliegenden Kahnbein. In diesem Gelenk sind nur kleine Seitwärtsbewegungen möglich, sprich: die Fußaußenkante und -innenkante anzuheben. Deswegen ist dieses Gelenk insgesamt auch viel stabiler und viel seltener in irgendwelche Verletzungen involviert. Aus osteopathischer Sicht ist es aber doch sehr interessant, denn genau hier haben wir oft Kompressionen, die dann im weiteren Verlauf die Fußknochen nach vorn schieben, was zu einer Fehlstellung des großen Zehs führen kann, dem berühmten *Hallux valgus*.

Neben den knöchernen Strukturen sind auch die Wadenmuskeln wichtig für eine reibungslose Funktion des Sprunggelenks. Die großen Wadenmuskeln laufen nach unten in der Achillessehne zusammen und setzen am Fersenbein an. Sind diese Muskeln über längere Zeit verkürzt und verspannt, kann es zu Krämpfen und Schmerzen in der Wade bis in die Achillessehne kommen. Im weiteren Verlauf führt solches oft zur Reizung und Verdickung der Sehne oder zu einem Fersensporn.

Fersensporn und Senk- oder Plattfuß

Der Fersensporn ist eine knöcherne Anlagerung, die sich entwickelt, wenn an einer Stelle über längere Zeit zu viel Zug besteht. Den Fersensporn können wir direkt am Achillessehnenansatz finden oder unten an der Sohle, dort, wo die Plantarfaszie ansetzt. Der Fersensporn äußert sich vor allem durch Schmerzen beim Auftreten.

Ein anderes weitverbreitetes Problem ist der Senk- oder Plattfuß, bei dem sich ein Absinken des Fußgewölbes und ein Breiterwerden des Vorderfußes finden. Oft geht der Senk- oder Plattfuß einher mit einer Instabilität im Sprunggelenk, durch die das Gewicht beim Auftreten zu weit auf die Innenkante des Fußes verlagert wird. Nach längerer Fehlbelastung flacht das Fußgewölbe langsam ab. Vom Ausmaß her sind hier viele Abstufungen möglich, schlimmstenfalls kann der Fuß sogar mit seiner ganzen Breite am Boden aufliegen. Oft startet der Prozess bereits im Kindesalter.

Nachdem Sie nun wissen, welche Strukturen auf welche Weise an Beschwerden im Unterschenkel und Fuß beteiligt sein können, kommen wir zur Umsetzung. Starten Sie mit den Tests und Übungen im Kartenset. Sind Sie bereit?

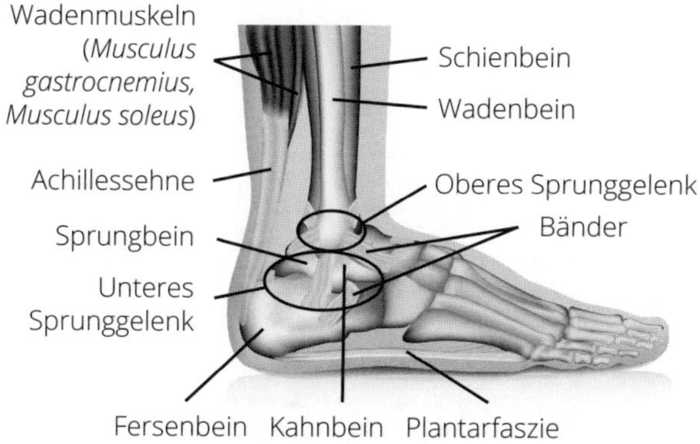

Das Bild zeigt die wichtigsten Strukturen des Unterschenkels mit dem oberen und unteren Sprunggelenk als Übergang zum Fuß.

EFFEKTIVE ÜBUNGEN ZUR OSTEOPATHISCHEN SELBSTBEHANDLUNG

Nachdem Sie die wichtigsten Hintergrundinformationen zu den Schmerzbereichen, zur Osteopathie und der Selbstbehandlung sowie deren Techniken kennengelernt haben, geht es jetzt an die Praxis. Zu jedem Körperbereich finden Sie Tests zur Eigendiagnose Ihrer Beschwerden und die dazu passenden Übungsabläufe zur Selbstbehandlung. Wir werden Ihnen zeigen, wie Sie bei Ihrem individuellen Beschwerdebild Schritt für Schritt vorgehen, um einen maximalen Effekt zu erreichen.

Wie Sie im Praxisteil vorgehen

Gehen Sie die Karten für Ihr persönliches Beschwerdebild einfach in der vorgegebenen Reihenfolge durch. Am besten notieren Sie sich die Testergebnisse auf den folgenden Seiten (oder in der Vorlage zum Ausdrucken auf www.DrPfitzer.de/ofzh).

Überall dort, wo Sie im Test ein positives Ergebnis erhalten, setzen Sie sich die jeweils dazu aufgeführten Übungen auf die Programmvorlage. Ihren persönlichen Übungsplan können Sie sich ebenfalls mithilfe einer speziellen Vorlage erstellen. Wiederholen Sie die Übungen über einen Zeitraum von circa drei Wochen mindestens alle zwei Tage.

In der praktischen Anwendung werden Sie bei manchen Beschwerden schnell eine Verbesserung spüren. Bei Problemen, die schon länger bestehen oder bei einer Vorgeschichte mit Operationen, kann es mehrere Wochen dauern, bis Sie erste Erfolge erzielen. Verlängern Sie dann die Übungszeit um drei Wochen.

Es ist generell bei allen Beschwerdebildern sinnvoll und hilfreich, die craniosacrale Basisbehandlung mit in das Übungsprogramm aufzunehmen – zumindest einmal in der Woche.

Im Allgemeinen werden Sie feststellen, dass Sie – wenn Sie die Übungen bewusst ausführen und während der Übungen in sich hineinspüren – zu einem schnelleren Erfolg kommen. Je besser Sie also wissen, was Sie mit einer Technik erreichen wollen oder was Sie ausgleichen wollen, desto exakter werden die Impulse, die Sie setzen. Bevor Sie mit den Tests und den Übungen starten, ist es daher hilfreich, dass Sie sich das Hintergrundwissen in diesem Booklet durchlesen, um die Anatomie des Schmerzbildes und mögliche Verbindungen in andere Körperbereiche besser zu verstehen.

Bei den Übungen haben wir allgemeine Angaben zu Häufigkeit und Dauer angegeben, die sich in der Praxis bewährt haben. Wenn Sie allerdings ein gutes Gespür haben und merken, dass Sie mit einer Technik Erfolg haben, können Sie die Angaben Ihrem Gefühl entsprechend anpassen. Am Ende einer Übungsserie empfehlen wir Ihnen noch einmal nachzuspüren, um die Unterschiede von vorher zu nachher zu realisieren. Machen Sie idealerweise auch eine Abschlussübung, entweder die Schüttelübung oder die CV4 aus der craniosacralen Übungsserie.

Und nun viel Freude und Erfolg beim Üben!

Meine Testergebnisse

Name des Tests	Karte	Test	Nachtest
Kopf, Kiefer und Nacken			
Bewegungsumfang in der Seitneigung			
Bewegungsumfang in der Rotation			
Schmerz und Härte der Muskulatur und der darunter liegenden Querfortsätze bewerten			
Blickdiagnostik des Nackens mit dem Partner			
Position des Atlas ermitteln			
Den starken Kaumuskel auf Länge testen			
Schulter, Schlüsselbein, Schulterblatt und Oberarme			
Blickdiagnostik Schulterhöhe			
Ertasten von Schmerz und Spannungen			
Bewegungsumfang der Schulter in Auswärtsdrehung			
Bewegungsumfang der Schulter in Einwärtsdrehung			
Ertasten von Spannungen oberhalb des Schlüsselbeins			
Blickdiagnostik der Brustmuskulatur			
Ertasten von Spannungen und Schmerzpunkten			
Ellenbogen und Unterarm			
Muskel-Längen-Test der Auswärtsdreher (Supinatoren) und Einwärtsdreher (Pronatoren)			
Ertasten der Muskulatur auf Spannung und Schmerz			
Schmerz und Härte der Muskulatur und der darunter liegenden Querfortsätze			

Name des Tests	Karte	Test	Nachtest
Handgelenk und Hand			
Rückbeugung (Dorsalflexion) und Vorbeugung (Plantarflexion) im Handgelenk			
Nerveneinengung im Karpaltunnel			
Wirbelsäule			
Blickdiagnostik der Wirbelsäule			
Wirbelbeweglichkeit in Beugung und Streckung			
Spannungen erfühlen			
Blockierte Wirbel fühlen			
Muskel-Längen-Test des Lendenmuskels			
Spannungen erfühlen am Zwerchfellrand			
Becken und Hüfte			
Beckenschiefstand			
Schmerzpunkte erfühlen			
Oberschenkel und Knie			
Muskel-Längen-Test des Quadrizeps (Thomastest)			
Schnelltest – Reibung der Kniescheibe auf dem Kniegelenk testen			
Blickdiagnostik Knie			
Muskel-Längen-Test hinterer Oberschenkel			
Unterschenkel, Sprunggelenk und Fußgewölbe			
Wadenmuskulatur auf Verhärtungen testen			
Erfühlen des Fußgewölbes			

Mein persönlicher Übungsplan

Übungsname	Karte	Bemerkung
Craniosacrale Basisbehandlung		
Kreuzbeinbehandlung		
Stirnzug (Frontal Lift)		
Scheitelzug (Parietal Lift)		
Hinterhauptzug		
Wobble-Technik		
Ear-pull-Technik		
Hinterhaupt-Atlas-Technik		
Drainagetechnik		
Abschlusstechnik CV4		
Kopf, Kiefer und Nacken		
Kopf neigen		
Übungsvariante: Kopf neigen		
Kopf drehen		
Nacken massieren		
Halswirbel regulieren		
Kurze Nackenmuskeln ausgleichen		
Nackenmuskulatur und Halswirbelsäule ausgleichen		
Vordere Halsmuskulatur ausgleichen		
Atlas positionieren		
Mund öffnen		
Schulter, Schlüsselbein, Schulterblatt und Oberarme		
Schmerzpunkte lösen		
Schulter mobilisieren		

Übungsname	Karte	Bemerkung
Auswärtsdrehen der Schulter		
Schulterblatt ausgleichen		
Schulter eindrehen		
Fasziale Spannungen ausgleichen		
Schlüsselbein nach vorn wegziehen		
Brustmuskel ausrollen		
Brustmuskel auf Länge umtrainieren		
Ellenbogen und Unterarm		
Einwärtsdreher verlängern		
Auswärtsdreher verlängern		
Unterarminnenseite lösen		
Unterarmaußenseite lösen		
Handgelenk und Hand		
Unterarminnenseite faszial ausgleichen		
Unterarminnenseite auf Länge umtrainieren		
Unterarmaußenseite auf Länge umtrainieren		
Den Karpaltunnel durchspülen		
Den Nervus medianus befreien		
Wirbelsäule		
Wirbel für Wirbel beugen und strecken		
Hohlkreuz ausgleichen		
Haltungskorrektur mit Qigong		
Hüftbeugemuskel entspannen		
Wirbelsäule verdrehen		
In der Wirbelsäulendrehung entspannen		
Wirbelsäule mit Druck ausgleichen		
Seitwärtsneigung verbessern		
In der Seitwärtslagerung entspannen		
Zwerchfell entspannen		

Übungsname	Karte	Bemerkung
Becken und Hüfte		
Becken nach hinten kippen		
Becken nach außen rotieren		
Beckenschaufel oben annähern		
Beckenmuskulatur lösen		
Becken nach vorn kippen		
Becken nach innen rotieren		
Beckenschaufel oben lösen		
Schmerzpunkte lösen		
Muskel verlängern		
Oberschenkel und Knie		
Vorderen Oberschenkelmuskel verlängern		
Muskelansätze um die Kniescheibe lösen		
Kniescheibe lösen		
Unterschenkel am Kniegelenk nach vorn bringen		
Oberschenkel und Unterschenkel ausgleichen		
Muskel verlängern		
Unterschenkel, Sprunggelenk und Fußgewölbe		
Wadenmuskeln verlängern		
Verklebungen um die Achillessehne lösen		
Fußgewölbe verbessern		
Sprunggelenk mobilisieren		
Allgemeine Abschlussübung		
Den Körper rhythmisch schütteln		
Abschlusstechnik CV4		